Dr. Carla Häfner

# Hallo Baby,
# hier singt Mama

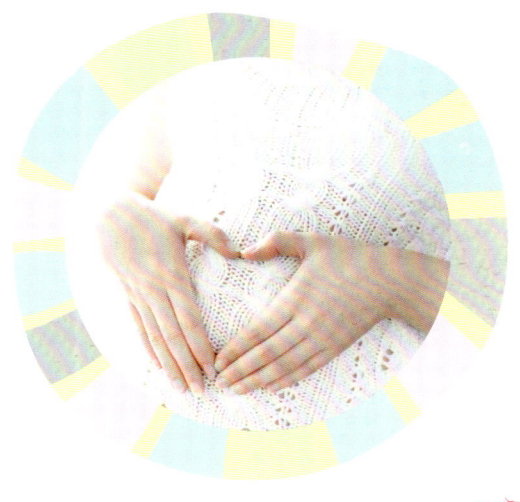

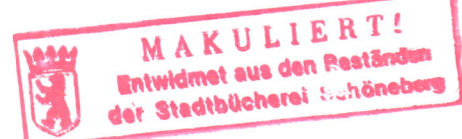

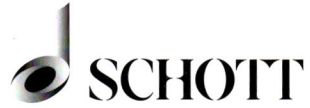

www.schott-music.com

Mainz • London • Berlin • Madrid • New York • Paris • Prague • Tokyo • Toronto
© 2016 SCHOTT MUSIC GmbH & Co. KG, Mainz • Printed in Germany

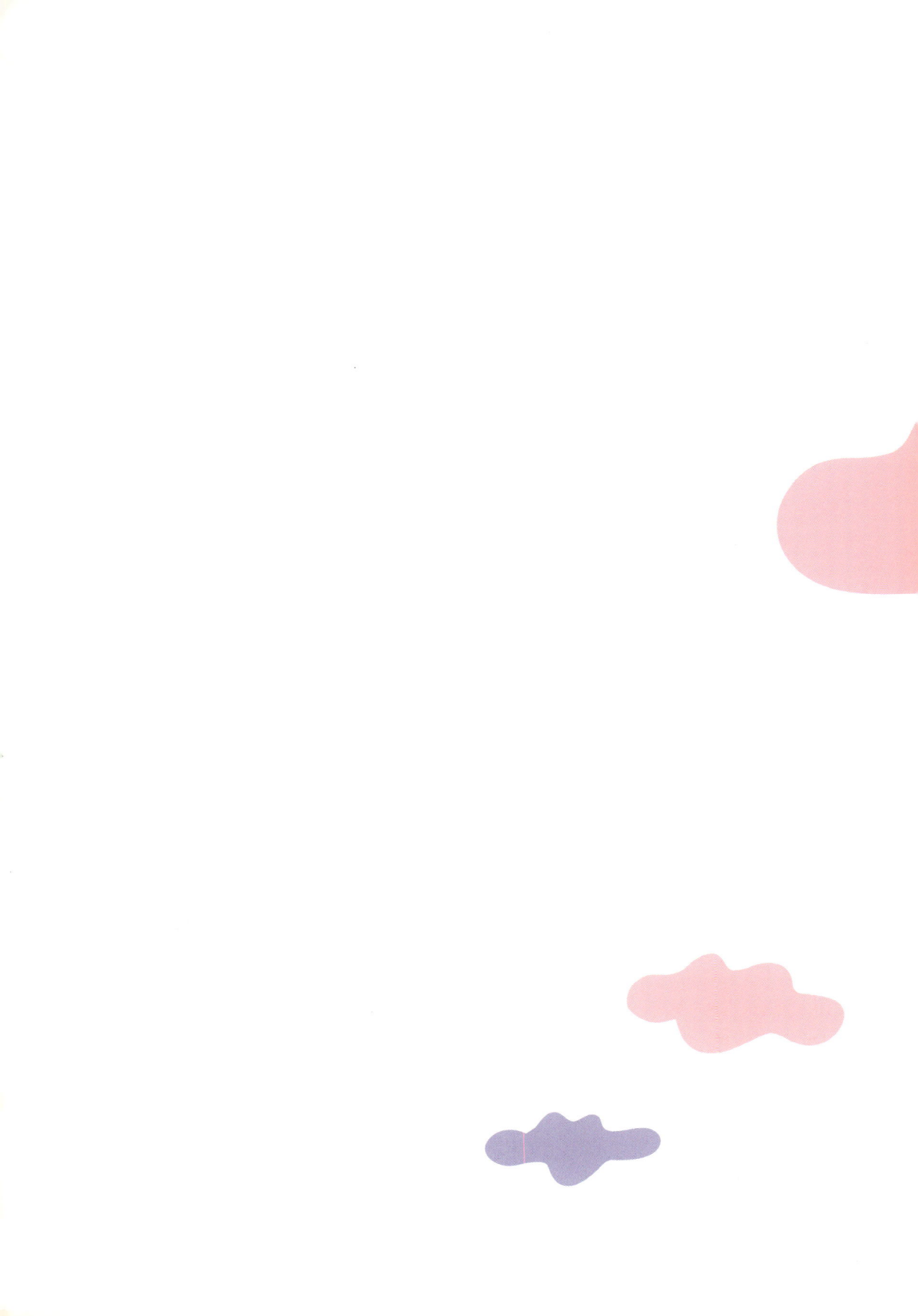

# Einige Worte vorab

Die Entwicklung des Babys im Mutterleib erscheint uns als ein Mysterium, da sie so schlecht zu beobachten ist. Und doch möchte sie jede Mutter gerne positiv beeinflussen. Carla Häfner erklärt in diesem Buch verständlich und wissenschaftlich fundiert, dass der Mutterleib kein abgeschlossener Raum ist, sondern dass das Baby insbesondere über Geräusche mit der Umwelt in Verbindung steht. Sie räumt mit Mythen auf und zeigt, ob und wie Geräusche und Musik die Entwicklung des Babys im Mutterleib beeinflussen können. Ein spannendes Buch, das nicht nur werdenden Müttern viel Spaß machen wird.

Prof. Dr. Matthias Schwab,
Neurologe und Pränatalforscher

Singen in der Schwangerschaft, die Stimme als Geburtshelferin – das sind bekannte Traditionen, die angehende Mütter in allen Kulturen pflegen. Das Erleben eines Ungeborenen im Bauch seiner Mutter bedeutet gleichzeitig auch erstes Lernen. Die Gebärmutter wird dabei – wie im vorliegenden Buch beschrieben – zum „ersten Klassenzimmer". In einer Zeit wie heute, in der die meisten Klänge aus Lautsprechern oder Kopfhörern schallen, kommt der vertrauten Stimme der Mutter, dem Summen und Singen, eine ganz neue Wertigkeit zu. Daher wünscht der Deutsche Hebammenverband dem vorliegenden Buch eine weite Verbreitung.

Ursula Jahn-Zöhrens
für den Deutschen Hebammenverband

Musik aktiviert jede Region im Gehirn, sie bringt unser Gehirn in „Schwingung". Musik ist ein elementarer Teil unserer Kultur, sie bereichert unser Leben vom Mutterleib an bis ins hohe Alter. Kinder haben bereits vor der Geburt ein ausgezeichnetes Gehör. Es ist daher naheliegend, das ungeborene Kind auch schon vor der Geburt in den Genuss von Musik kommen zu lassen. So kann eine gute Basis für ein gemeinsames Musizieren und Singen im späteren Leben geschaffen werden. Carla Häfner hat hier erstmals ein wunderbares „vorgeburtliches" Liederbuch für Eltern erstellt. Aufbauend auf wissenschaftlichen Grundlagen wird den Eltern die Bedeutung von Musik während der Schwangerschaft leicht verständlich vermittelt. Das Buch kann jeder Schwangeren uneingeschränkt empfohlen werden.

Prof. Dr. Franz Kainer,
Pränatal- und Geburtsmediziner

Fußnoten:
Die exakten Quellenangaben zu den jeweiligen Textstellen befinden sich als PDF-Datei auf der beiliegenden CD.

# Einleitung

Eltern singen ihren Babys in allen Kulturen und seit jeher Lieder vor – seien es Wiegenlieder, um das Kind zu beruhigen, oder fröhliche Kinderlieder, um mit ihm zu spielen. Babys lieben Musik und sie lieben es, wenn ihnen vorgesungen wird. Sie genießen die intensive Aufmerksamkeit, den Blickkontakt und die Körpernähe zu demjenigen, der singt. Sie beobachten den Mund mit seinen unterschiedlichen Bewegungen und begeistern sich für die vielen verschiedenen Klänge. Sie erfreuen sich am Klang der gehörten Stimme,

am Rhythmus und an den Melodieverläufen. Sie sind begierig, die Melodien und die Worte zu lernen, und versuchen bald, den Gesang zu imitieren. Manche Babys bewegen sich sogar schon im Takt der Musik.

Aufgrund neuer Forschungsergebnisse hat Musik auch für die Phase vor der Geburt erheblich an Bedeutung gewonnen. Lange Zeit dachte man, dass das Kind im Mutterleib, abgesehen von gelegentlichem Strampeln, mehr

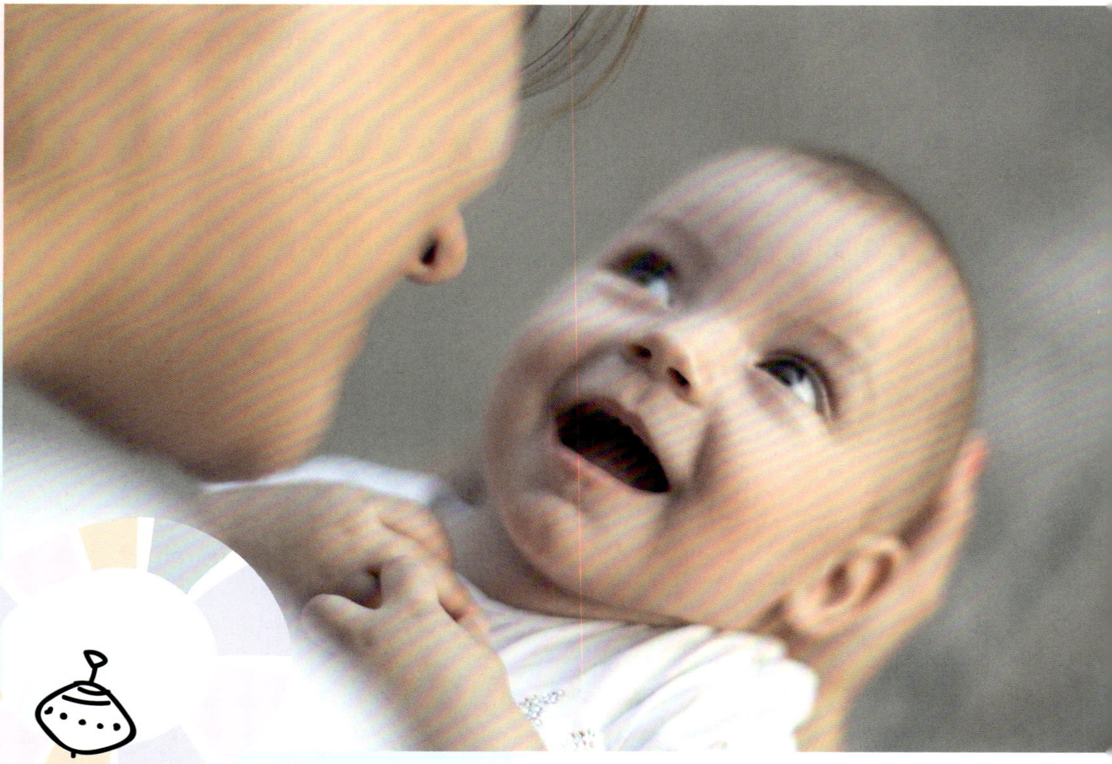

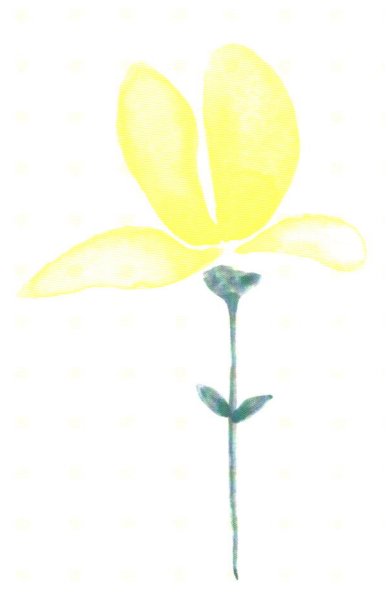

Über das Hören nimmt das Kind spätestens ab der 25. Schwangerschaftswoche einen allerersten Kontakt zur Außenwelt auf. Es reagiert auf Geräusche und Klänge außerhalb der Gebärmutter, verarbeitet sie und speichert sie ab. Es lernt. Bei diesen frühen Hörerfahrungen kommt der Stimme der Mutter ein besonderer Stellenwert zu. Diese Stimme lernt das Kind so genau kennen, dass es sie nach der Geburt wiedererkennen kann. Sie prägt das Kind auf einzigartige Weise. Auch beim Aufbau der frühen Mutter-Kind-Beziehung und bei der Sprachentwicklung spielt die Stimme der Mutter eine wichtige Rolle.

oder weniger passiv im Fruchtwasser schwimmt und wächst. Man ging davon aus, dass das Kind weder tasten, schmecken, riechen, sehen noch hören kann. Diese Sichtweise hat sich grundlegend geändert. Inzwischen ist belegt, dass das Kind all diese Fähigkeiten bereits im Mutterleib entwickelt. Es hat Erlebnisse und sammelt Erfahrungen, die auch bis nach der Geburt gespeichert werden. Möglicherweise beeinflussen sie sein gesamtes weiteres Leben.

„Ich habe stets der Stimme meiner Mutter gelauscht. Ich habe Musik schon im Mutterleib vernommen und mit der Muttermilch aufgesogen." [1]

Yehudi Menuhin,
Geiger und Dirigent

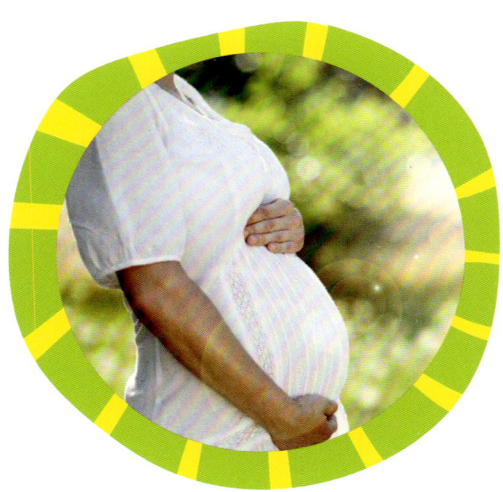

Als werdende Mutter wollen Sie Ihrem Kind optimale Bedingungen für einen guten Start ins Leben ermöglichen. Welche Rolle kann Musik hierbei spielen? Dieser Ratgeber möchte einen Überblick über den aktuellen Wissensstand zur Bedeutung von Musik in der Schwangerschaft geben und hierzu Fragen beantworten, wie z. B.: Was kann mein Baby im Mutterleib hören? Ist es sinnvoll, meinem Baby im Mutterleib vorzusingen? Macht das Hören klassischer Musik mein Baby intelligenter? Kann mir Musik bei der Geburtsvorbereitung helfen? Wie wirkt Musik auf das Neugeborene?

Schließlich werden auch Impulse zur Stressreduktion in Form von Entspannungsmusik, Fantasiereisen und Atemübungen gegeben. Derartige Meditationsübungen stellen zudem eine wunderbare Vorbereitung für die Geburt dar.

Das Buch bietet zudem viele praktische Anregungen. Diese sollen Sie dazu ermutigen, selbst aktiv zu werden. Das umfangreiche Liedangebot orientiert sich thematisch zunächst an der Zeit der Schwangerschaft, schließt aber auch die erste Zeit nach der Geburt mit ein. Lassen Sie sich von den Liedern inspirieren, Ihrem Kind während der Schwangerschaft und auch nach der Geburt vorzusingen. Bauen Sie über das Singen einen allerersten Kontakt zu Ihrem ungeborenen Kind auf und legen Sie den Grundstein für eine positive Beziehung.

Alle Lieder, Musikstücke und Übungen in den Praxisteilen sind auf der beiliegenden CD zu hören.

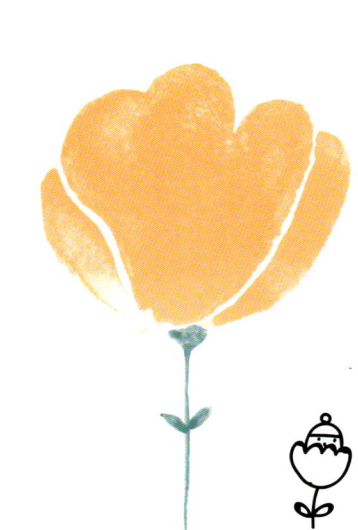

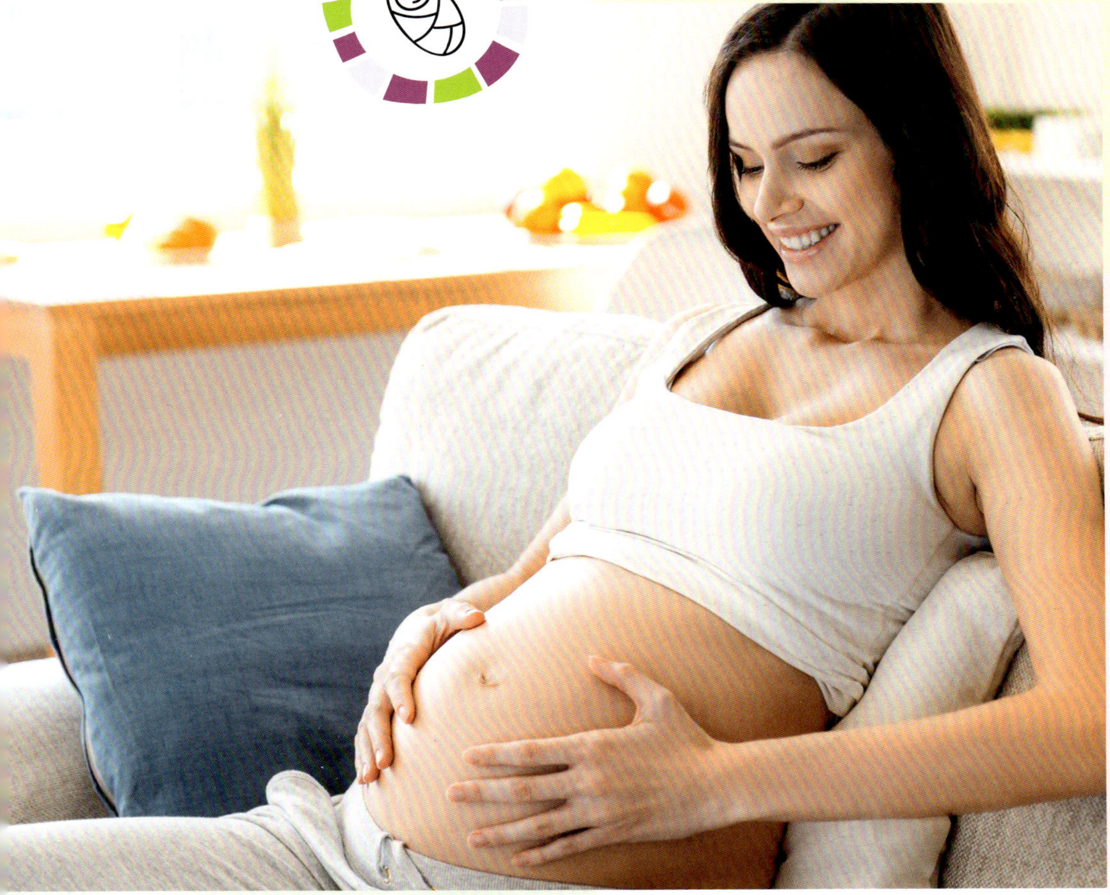

„Das Singen ist die eigentliche
Muttersprache aller Menschen:
denn sie ist die natürlichste Weise,
in der wir ungeteilt da sind und
uns ganz mitteilen können – mit all
unseren Erfahrungen, Empfindungen
und Hoffnungen." (2)

Yehudi Menuhin,
Geiger und Dirigent

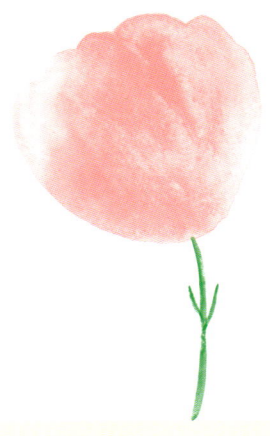

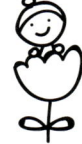

# I. Was man zum Thema wissen sollte

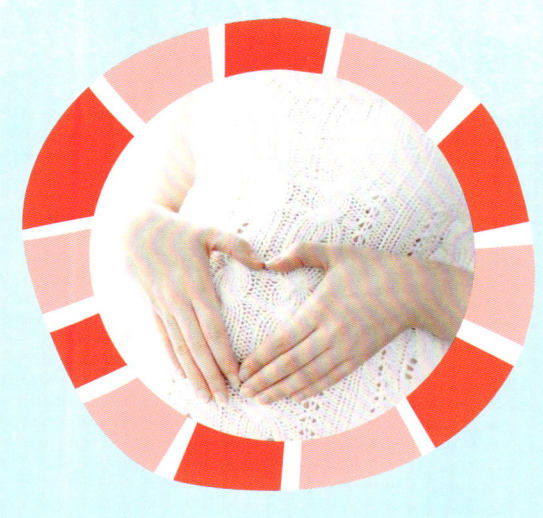

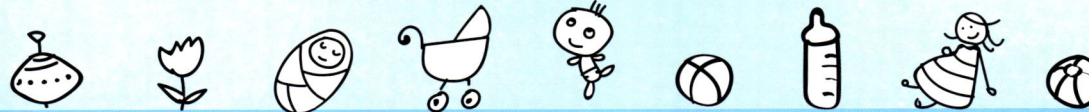

# 1. Was kann mein Baby im Mutterleib hören?

**Alte Traditionen**

Dass Mütter instinktiv schon immer an die Hörfähigkeit ihres ungeborenen Kindes geglaubt haben, wird in einer Tradition deutlich, die wohl ursprünglich aus Südamerika kommt. Dort trugen die Frauen vor vielen hundert Jahren während der Schwangerschaft sogenannte Bola-Klangkugeln („Engelsrufer") mit sich. Diese Klangkugeln gaben bei jeder Bewegung ein feines, leises Glockengeräusch von sich. Man ging davon aus, dass das weiche, leise Geräusch das Kind während der Schwangerschaft entspannen würde. Nach der Geburt wurden die Klangkugeln weiter verwendet, um die Babys zu beruhigen.

Im Kongo gibt es den Brauch, dass schwangere Frauen ihrem Kind im Bauch immer wieder dasselbe Lied vorsingen. Nach der Geburt soll sich das Kind daran erinnern und beim Hören der vertrauten Klänge Sicherheit und Geborgenheit empfinden (3).

Bei den Quiché in Guatemala wird im siebten Monat eine Zeremonie begangen, bei der die Mutter ihrem Kind mit lauter Stimme erzählt, wie die Landschaft und die Umgebung aussehen, in die es bald hineingeboren wird. Es wird auf diese Weise willkommen geheißen und auf sein zukünftiges Leben vorbereitet (3).

Auch ein Brauch der Roma und Sinti in Südfrankreich ist geprägt von der Überzeugung, dass das Kind bereits im Mutterleib hören kann. Die Kinderärztin Françoise Dolto erzählt davon in ihrem Buch „Alles ist Sprache" (4). Wenn ein alter Musiker spürt, dass sein Tod naht, sorgt er auf eine besondere Art und Weise für seine „Nachfolge". In Absprache mit dem gesamten Clan wählt er eine Frau aus, die schwanger ist. Während der letzten sechs Wochen dieser Schwangerschaft und auch einige Wochen nach der Geburt besucht er diese Frau täglich und spielt für ihr Kind auf seinem Instrument seine schönsten und besten Musikstücke. Danach lässt man den Dingen seinen Lauf und geht davon aus, dass das Kind später, wenn es groß ist, das gleiche Instrument wie dieser Musiker spielen wird, da es so früh mit dessen Klängen vertraut gemacht wurde.

Fast anekdotisch muten die Berichte an, die sich zum Thema Hören im Mutterleib bereits in der Bibel finden, zum Beispiel im Evangelium nach Lukas: 1:39–44

„39 Maria ... kam in das Haus des Zacharias und grüßte Elisabeth.
41 Und es begab sich, als Elisabeth den Gruß Marias hörte, hüpfte das Kind in ihrem Leibe. ...
44 Siehe, da ich die Stimme deines Grußes hörte, hüpfte mit Freuden das Kind in meinem Leibe." (5)

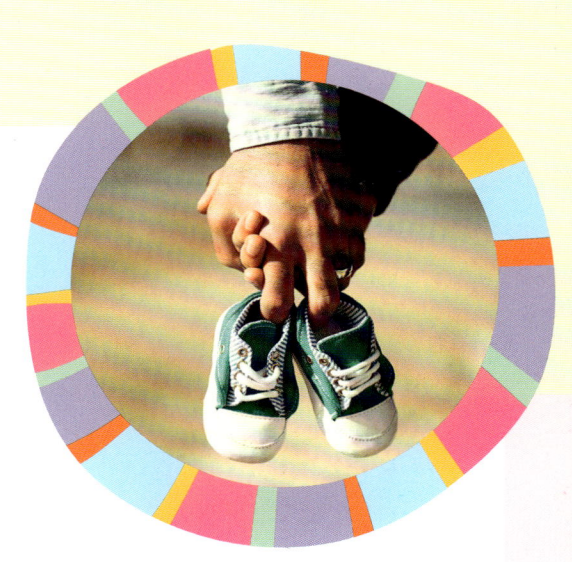

## Wissenschaft von gestern

Die Wissenschaft war lange Zeit der klaren Meinung, dass das Kind im Mutterleib taub sei. Nach einer Publikation von Wilhelm Preyer aus dem Jahre 1885 habe es auch sonst „vor seiner Geburt mit einer Gewissheit streifenden Wahrscheinlichkeit keinerlei Sinnesempfindungen" (6). Ein Beitrag, der die damalige Auffassung erstmals in Frage stellte, stammt von Anton Pieper aus dem Jahre 1925 (7). Dieser berichtete, dass das Ertönen einer Autohupe in der Nähe von werdenden Müttern in der späten Schwangerschaft bei 25 bis 30% der Föten zu einer Bewegung führte.

Auch Lester Warren Sontag und seine Kollegen [8] erhielten Mitte der 1920er und 30er Jahre Hinweise auf die Hörfähigkeit des Kindes im Mutterleib. Sie untersuchten mit Stoppuhr und Stethoskop die Herzfrequenz von fünf bis neun Monate alten Föten. Bei Föten ab dem 7. Schwangerschaftsmonat konnten sie eine Beschleunigung der Herzfrequenz beim Geräusch einer Türklingel beobachten. Nach den Angaben der Mütter war in 71% der Fälle zusätzlich auch eine Bewegung des Kindes zu spüren.

## Neue Erkenntnisse

Trotz dieser Berichte änderte sich die generelle Auffassung, dass das Kind im Mutterleib nichts hören könne, vorerst nicht. Erst in den 1970er Jahren – mit der Verfügbarkeit neuer technischer Messmethoden – wurde diese Meinung revidiert. Von großer Bedeutung waren in diesem Zusammenhang die neuen Ultraschalltechniken, durch die das Kind im Mutterleib nun sehr viel leichter „zugänglich" war.

Eine besonders wichtige Untersuchung in diesem Zusammenhang ist die von Peter Hepper an der Queen's University in Nordirland aus dem Jahre 1994 [9]. Hepper untersuchte 450 Föten von der 19. bis 35. Schwangerschaftswoche im Hinblick auf ihre Reaktionen auf Tonsignale. Aus einem Lautsprecher in der Nähe der Schwangeren ließ er Töne unterschiedlicher Tonhöhe und unterschiedlicher Lautstärke erklingen und prüfte als Antwort auf die Tonsignale die Bewegung der Föten mittels Ultraschall. Durch die Reaktion der Föten konnte er indirekt Hören nachweisen. In der 19. Schwangerschaftswoche war dies nur bei einem einzelnen Föten bei einer Frequenz von 500 Hertz zu beobachten. Mit fortschreitender Schwangerschaft nahm die Anzahl der Föten zu, die auf die Tonsignale reagierte. Der gehörte Frequenzbereich dehnte sich aus. Die benötigte Lautstärke wurde immer niedriger. In der 27. Schwangerschaftswoche „antworteten" bereits

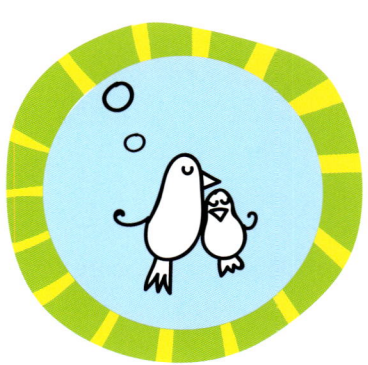

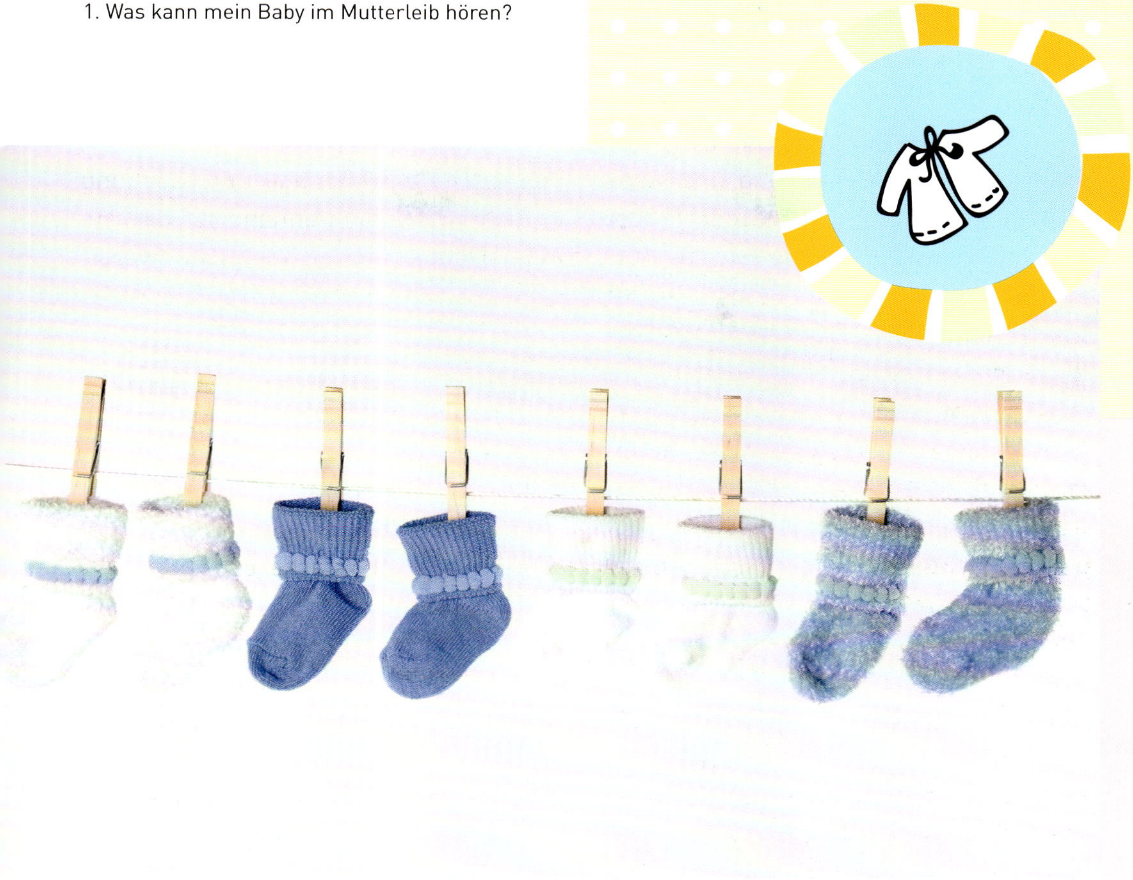

96% aller Föten, allerdings ausschließlich im unteren Sprachfrequenzbereich. In der 33. Schwangerschaftswoche reagierten alle Föten – auch bei höheren Frequenzen.

### Entwicklung des Hörsystems

Die Beobachtungen von P. Hepper stimmen mit der Entwicklung des Hörsystems eines Kindes im Mutterleib überein. Ab ca. der 20. Schwangerschaftswoche ist das Innenohr vollständig ausgebildet. Ab diesem Zeitpunkt beginnt im Innenohr das sogenannte Cortische Organ, das für die Umsetzung von Schall in Nervenimpulse verantwortlich ist, seine Funktion aufzunehmen. Durch seine Aktivität werden nun Nervenverbindungen zwischen dem Innenohr und dem Gehirn aufgebaut. Erst wenn diese Verbindungen existieren, können Nervenimpulse zum Gehirn gelangen, um dort weiterverarbeitet zu werden. Dies scheint spätestens ab der 25. Schwangerschaftswoche der Fall zu sein (10). Dann beginnt der Fötus zu hören.

## Die Gebärmutter – kein stiller Raum

Um zu untersuchen, welche Geräusche und Stimmen von außen beim Föten nun tatsächlich in der Gebärmutter ankommen, war aufwendige Technologie mit Mikrophonen und Unterwassermikrophonen notwendig. Mittlerweile weiß man [11], dass die Gebärmutter bei weitem kein ruhiger Ort ist. Im Gegenteil: In der Umgebung der Gebärmutter sind viele Körpergeräusche messbar: der Herzschlag, die Atem- und Darmgeräusche, die pulsierenden Geräusche des strömenden Bluts der Mutter, zudem Geräusche, die durch Körperbewegungen verursacht werden.

Der regelmäßige, immer wiederkehrende Herzschlag prägt das Kind besonders, denn von diesem Herzschlag wird es während der neun Monate im Mutterleib ständig umgeben. Manchmal ist der Herzschlag schneller, manchmal langsamer – je nachdem, was die Mutter gerade macht oder was sie fühlt. Nicht ohne Grund wirkt auf uns Musik mit einem Grundtempo von rund 60 Schlägen pro Minute besonders beruhigend, denn es entspricht dem langsamen Ruhepuls.

„Das Ungeborene hört den mütterlichen Herzschlag etwa 26 Millionen Mal. Dieser Rhythmus beschützt, er ist Ausdruck des Lebendigen." [12]

Moniker Nöcker-Ribaupierre, Musiktherapeutin

Die Stimme der Mutter ragt für das Ungeborene deutlich aus den zahlreichen Hintergrundgeräuschen heraus [13]. Sie ist weniger gedämpft als die anderen Stimmen und Geräusche, die von außerhalb der Gebärmutter durch die Uteruswand eindringen, denn: Sie wird sowohl von extern über die Luft und die Bauchdecke als auch intern vor allem über die Knochen der Wirbelsäule und die Beckenschaufeln zur Gebärmutter weitergeleitet.

Sprache und Gesang von Personen, die sich in der Nähe der Mutter befinden, werden durch die Gebärmutterwand so gefiltert, dass in der Gebärmutter nur tiefe Frequenzen ankommen [13]. Sie vermischen sich mit den Körpergeräuschen und müssen daher lauter sein als diese, um gehört zu werden. Kräftige Stimmen dringen folglich durch, ein Flüstern hört das Kind nicht. Männerstimmen werden durch die tiefere

Frequenz etwas besser wahrgenommen als Frauenstimmen. Akustische Informationen über einzelne Laute gehen durch die Dämpfung verloren, d. h., die gesprochenen Worte kann das Ungeborene nicht als solche hören und verstehen. Merkmale wie Sprachrhythmus, Intensität und Sprachmelodie bleiben aber erhalten.

„Ich habe das Gefühl, dass ich bereits im Leib der Mutter Klavierspielen gehört – und selbst gespielt habe." (14)

Arthur Rubinstein,
amerikanischer Pianist

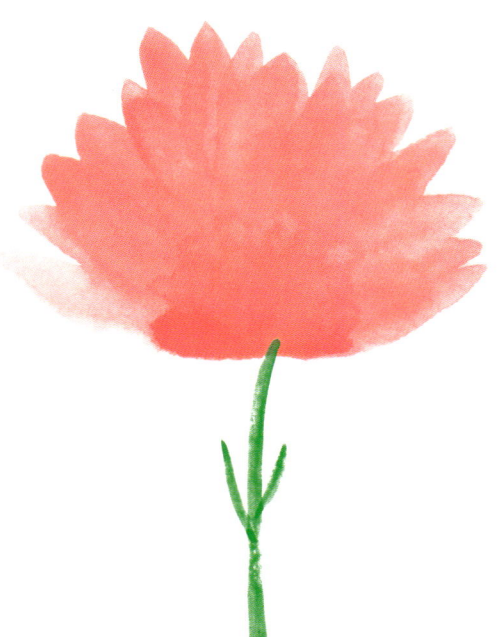

## Das Wichtigste in Kürze:

♥ Ab der 20. bis 25. Schwangerschaftswoche sind das Ohr und das Gehirn soweit entwickelt, dass das Baby im Mutterleib hören kann – zu Beginn aber noch in eingeschränktem Maße.

♥ In der Gebärmutter hört das Baby die Körpergeräusche der Mutter, z. B. den Herzschlag, die Atem- und Darmgeräusche und die Geräusche des strömenden Bluts in den Gefäßen.

♥ Der rhythmische Herzschlag der Mutter ist als ständig vorhandenes Geräusch für das Kind prägend. Über die Herzfrequenz erhält das Kind auch Informationen darüber, wie sich die Mutter fühlt.

♥ Die Stimme der Mutter ist für das Baby im Bauch besonders gut zu hören, denn der Stimmklang wird intern über die Knochen weitergeleitet.

♥ Das Baby kann auch lautere Stimmen von Personen in der Nähe der Mutter hören – Männerstimmen etwas besser als Frauenstimmen. Musik kann ebenfalls bis zur Gebärmutter – entsprechend gedämpft – vordringen.

## 2. Wie nimmt mein Baby Sprache und Musik im Mutterleib wahr?

**Erschwerte Bedingungen**

Ob das Baby Musik im Mutterleib bereits „wahrnimmt", ist nicht einfach zu beantworten, denn „Wahrnehmung" beinhaltet komplexe Vorgänge im Gehirn, die die Aufnahme des akustischen Reizes, die Verarbeitung und die Interpretation dieses Reizes im Gehirn mit einschließt. Diese „Wahrnehmung" lässt sich beim Kind im Mutterleib nur sehr schwer untersuchen, denn das Kind selbst kann ja schlecht dazu befragt werden. So müssen sich die Forscher zur Beantwortung indirekter Methoden bedienen.

**Mamas Stimme ist am schönsten**

1980 machten die Psychologen Anthony J. DeCasper und William Fifer von der Universität in North Carolina ein spannendes Experiment [15]: Zehn bis zu drei Tage alten Babys wurde eine Passage aus einem Kinderbuch vom Band vorgespielt. Der gleiche Text wurde dabei entweder von der Mutter oder einer anderen Frau vorgelesen. Über einen Sauger konnten die Babys durch schnelleres oder langsameres Saugen auswählen, ob sie die Stimme der Mutter oder die fremde Frauenstimme hören wollten. Dabei wurde bei der Hälf-

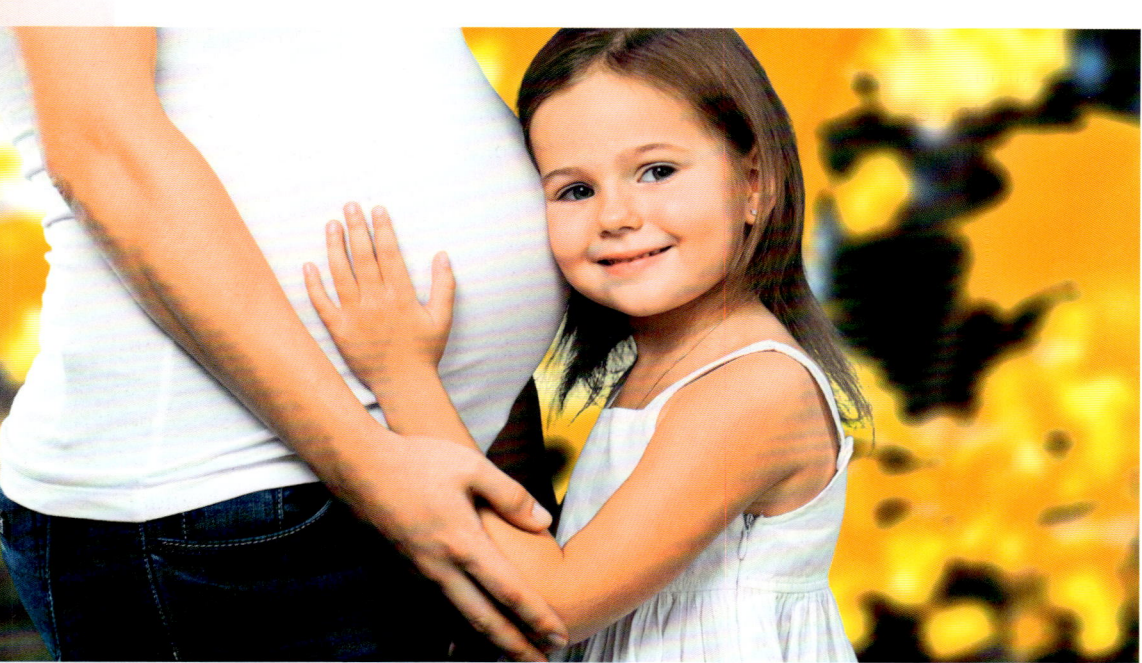

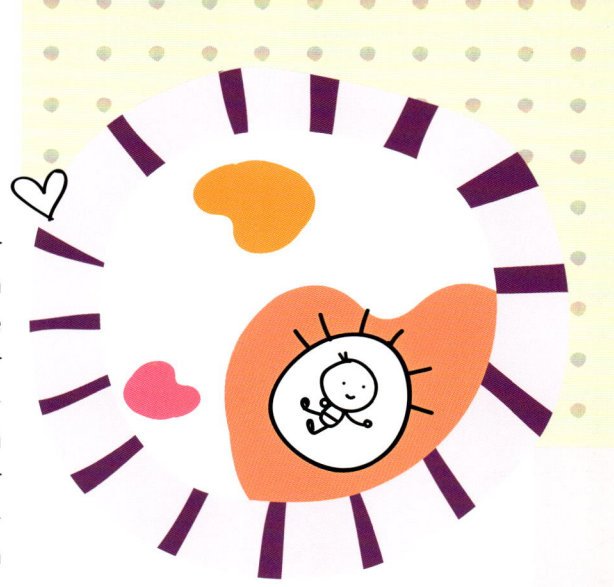

te der Babys die Mutterstimme immer gespielt, wenn sie langsamer saugten und bei der anderen Hälfte, wenn sie schneller saugten. Das Ergebnis war verblüffend: Acht der zehn Babys stellten ihren Saugrhythmus tatsächlich so ein, dass sie damit die Stimme der Mutter hören konnten, egal ob sie dafür langsamer oder schneller saugen mussten. Anschließend wurde für die Babys, bei denen bisher das langsame Saugen zum Abspielen der Mutterstimme geführt hatte, die Methode geändert. Sie mussten nun schnell saugen, um die Mutterstimme hören zu können. Faszinierenderweise lernten dies alle untersuchten Babys sehr schnell und änderten ihren Saugrhythmus entsprechend. Die Babys erkannten also die Stimme der Mutter, zogen diese vertraute Stimme einer fremden Stimme vor und lernten es, in einem bestimmten Saugrhythmus zu saugen, um diese Stimme wieder hören zu dürfen.

Dieses Wiedererkennen der Mutterstimme untersuchte Barbara Kisilevsky und ihr Forscherteam später auch schon bei Ungeborenen [16]. 60 geburtsreifen, noch ungeborenen Kindern wurde ein Band vorgespielt, auf dem eine gleiche Textpassage entweder von der Mutter oder von einer ihnen fremden Frauenstimme vorgelesen wurde. Die

Forscher untersuchten nun, wie sich die Herzfrequenz auf die Abspielung veränderte. Auch hier war das Ergebnis eindeutig: Beim Hören der vertrauten Mutterstimme stieg die Herzfrequenz als Zeichen des Wiedererkennens. Beim Hören der unbekannten Stimme zeigte sich hingegen eine Senkung der Herzfrequenz. Das Ungeborene konnte die Mutterstimme erkennen und von der unbekannten Stimme unterscheiden.

## Die Bedeutung der Muttersprache

Auch die Forschungsergebnisse zur Muttersprache sind beeindruckend. So wurde in einer Studie an zwei Tage alten Babys gezeigt, dass diese schon verschiedene Sprachen voneinander unterscheiden können und ihre Muttersprache anderen Sprachen vorziehen [17]. Sogar das Schreien von Neugeborenen ist von deren Muttersprache beeinflusst, so die Ergebnisse einer deutsch-französischen Studie aus dem Jahr 2009 [18]. In dieser Studie wurden die Melodieverläufe beim Schreien von 30 deutschen und 30 französischen Babys untersucht. Dabei erzeugten die deutschen Babys häufig eine fallende und die französischen Babys eine steigende Melodie. Sie schienen die Sprache der Mutter über den Melodieverlauf nachahmen zu wollen. Voraussetzung ist hierfür eine Gedächtnisleistung und eine genaue Verarbeitung der gehörten Sprache bereits im Mutterleib.

## Ein gutes Gedächtnis

Dass sich Babys nach der Geburt an Melodien erinnern können, die sie im Mutterleib regelmäßig gehört haben, zeigte eine Studie aus Nordirland [19]. Hier wurde die Reaktion von insgesamt 15 Neugeborenen untersucht, deren Mütter in der Schwangerschaft die TV-Serie „Neighbours" entweder regelmäßig (fünfmal pro Woche) oder nie gesehen hatten. Wenn man den wenige Tage alten Babys die Titelmusik der Serie vorspielte, hörten die Babys, die in der „Fernsehgruppe" waren, der Melodie gespannt zu und beruhigten sich. Die zwei Babys, die weinten, hörten auf zu weinen. Nicht so in der anderen Gruppe: Hier ließen sich die Babys von der Melodie nicht beruhigen und die vier Babys, die weinten, hörten damit nicht auf.

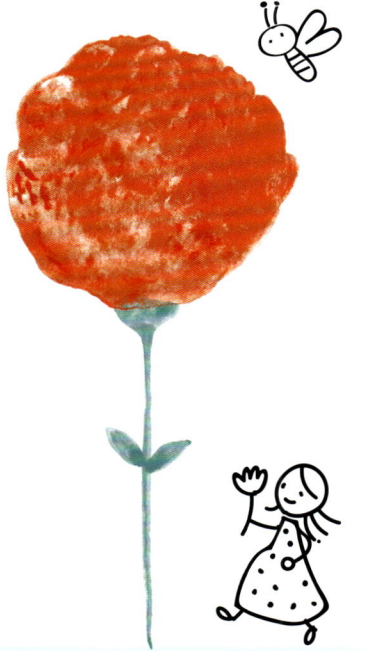

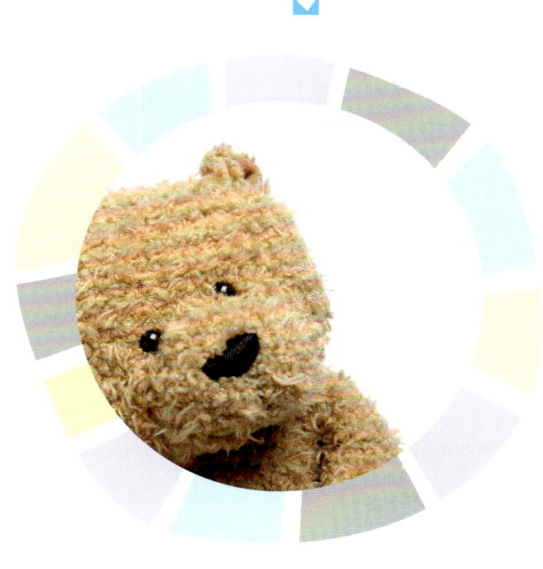

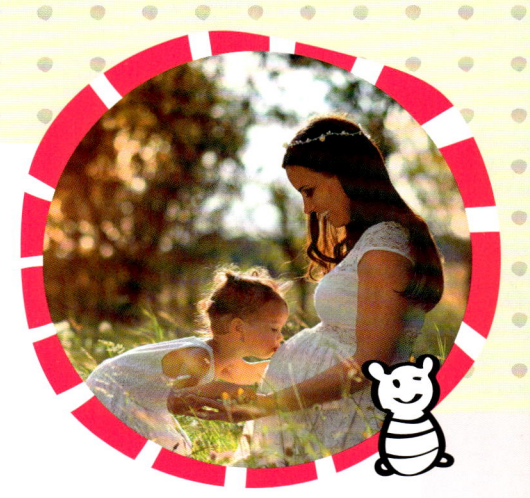

Die Ergebnisse zeigten, dass die Babys, die die Titelmelodie im Mutterleib kennengelernt hatten, sich nach der Geburt daran erinnerten. Und nicht nur das – sie hatten zudem gelernt, dass das Hören der Musik mit einem Sich-Entspannen der Mutter (beim Fernsehen) einherging.

Auch Texte, die ihnen im letzten Schwangerschaftsdrittel vorgelesen werden, können Babys nach der Geburt wiedererkennen. Dies zeigte eine weitere Studie von Anthony J. DeCasper und seinem Team aus North Carolina [20]. Die Forscher ließen hierfür eine Gruppe von zwölf Müttern in den letzten sechs Wochen der Schwangerschaft eine kleine Geschichte zweimal täglich laut vorlesen. Kurz nach der Geburt wurde den Babys entweder die vertraute Geschichte oder eine andere Geschichte vom Band vorgespielt. Die Babys konnten nun durch ihren Saugrhythmus beeinflussen, ob sie die bekannte oder die unbekannte Geschichte hören wollten. Zehn der zwölf Babys wählten die ihnen aus der Schwangerschaft vertraute Geschichte aus. Die Babys konnten also „bekannt" von „unbekannt" unterscheiden. Auch hierfür war eine Gedächtnisleistung und eine Verarbeitung der gehörten Sprache im Mutterleib Voraussetzung.

**Hörtraining im Mutterleib**

Einen Hinweis darauf, dass die Hörerfahrungen des Babys im Mutterleib auch einen längerfristigen Effekt haben, lieferte eine Studie aus Helsinki [21]: Der Neurowissenschaftler Eino Partanen untersuchte mit seinem Team Schwangere im letzten Schwangerschaftsdrittel. Der Hälfte der Schwangeren wurde an fünf Tagen der Woche ca. 15 Minuten lang unterschiedliche Musik von Band vorgespielt, unter anderem auch das englische Kinderlied „Twinkle, Twinkle, Little Star". Kurz nach der Geburt bekamen die Babys das Lied „Twinkle, Twinkle, Little Star" wieder zu hören, sowohl in der Originalversion als auch leicht verändert. Die Forscher maßen währenddessen die Hirnaktivitäten der Babys. Die gemessenen Hirnstrommuster zeigten eindeutig: Die Babys, die aus der Schwangerschaft bereits das Kinderlied kannten, erinnerten sich an die Melodie und erkannten feine Unterschiede in den Melodieverläufen. Zudem zeigte

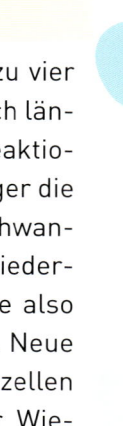

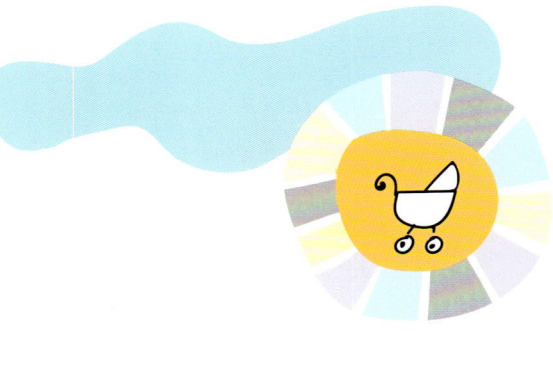

sich, dass diese Erinnerung bis zu vier Monate nach der Geburt (also auch längerfristig) erhalten blieb. Die Reaktionen waren umso stärker, je häufiger die Babys das Lied in der Zeit der Schwangerschaft gehört hatten. Das wiederholte Vorspielen des Liedes hatte also zu einem Trainingseffekt geführt. Neue Verbindungen zwischen Nervenzellen wurden geknüpft, und mit jeder Wiederholung wurden diese Verbindungen erneut aktiviert und weiter gestärkt.

„ ... als junger Mann war ich verblüfft über meine ungewöhnliche Fähigkeit, manche Stücke ohne Noten zu spielen. Da dirigierte ich eine Partitur zum ersten Mal, und plötzlich sprang mir die Cello-Stimmführung ins Gesicht, und ich wusste, wie das Stück weitergeht, bevor ich das Blatt umgedreht hatte.
Eines Tages erwähnte ich das meiner Mutter gegenüber, einer Berufscellistin. Ich dachte, es würde sie verwundern, weil es ja immer die Cello-Stimme war, die mir so klar vor Augen stand.
Sie war auch verwundert. Aber als sie hörte, um welche Stücke es sich handelte, löste sich das Rätsel von selbst.
Alle Partituren, die ich ohne Noten kannte, waren diejenigen, die sie gespielt hatte, als sie mit mir schwanger war." (22)

Boris Brott,
amerikanischer Dirigent

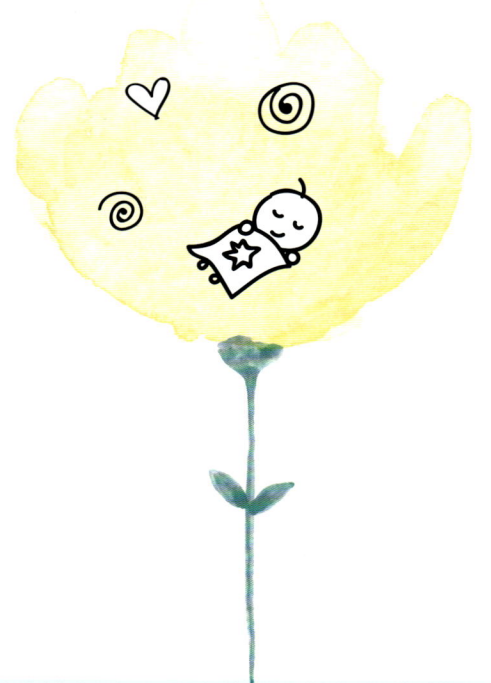

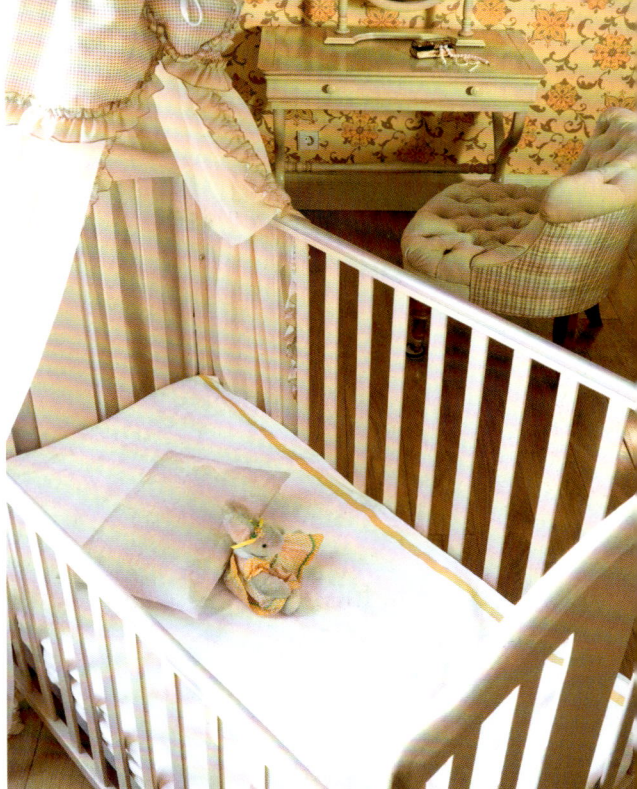

## Viel hören – feiner hören!

In einer anderen Studie (23) zeigten Eino Partanen und sein Team, dass Babys, die während der Schwangerschaft bestimmte Varianten eines Wortes *(ta-ta-ta, ta-to-ta ...)* kennengelernt hatten, diese nach der Geburt wiedererkannten. Diese Babys zeigten eine stärkere Hirnaktivität als die Babys, die nicht trainiert wurden.

Die Neurowissenschaftler belegten, dass die Kinder im Mutterleib die Wörter so genau gelernt hatten, dass sie kleinste Unterschiede erkennen konnten. Aber nicht nur das: Sie konnten plötzlich auch neue Wortvarianten unterscheiden. Ihre Sprachwahrnehmung war also ganz allgemein geschult worden.

## Auf der Frühchenstation

Beachtlich waren auch die Ergebnisse einer Studie von Forschern an der Harvard Medical School mit Frühgeborenen (24). Die Forscher untersuchten 40 frühgeborene Kinder auf einer Frühchenintensivstation, die zwischen der 25. und der 32. Schwangerschaftswoche geboren waren. Die eine Gruppe von Kindern hörte täglich drei Stunden lang ein Band mit der Stimme und mit Herztönen der Mutter. Dabei wurde die Mutterstimme so gefiltert, dass sie der Stimme im Mutterleib ähnelte. Die zweite Gruppe hörte das Band nicht. Nach 30 Tagen wurde bei der Gruppe, die das Band mit Mutterstimme und Herztönen gehört hatte, eine im Vergleich deutlich vergrößerte Hörrinde (das ist der Bereich des Gehirns, der der Verarbeitung und dem Bewusstwerden von akustischen Reizen dient) festgestellt.

Alle diese Studien belegen auf faszinierende Weise, dass das Kind im Mutterleib schon beachtliche Lern- und Gedächtnisfähigkeiten besitzt. Das Hörsystem ist dabei auf die akustische Anregung von außen angewiesen.

23

## Programmiert auf Kontaktaufnahme

Die Mutterstimme spielt beim akustischen Lernen im Mutterleib – wie die oben genannten Studien zeigen – eine besonders wichtige Rolle. Alles scheint darauf ausgelegt, dass das Kind nach der Geburt die Mutter erkennt und ihre Aufmerksamkeit gewinnt. Im Mutterleib macht es sich mit der Stimme der Mutter vertraut. Wenn es nach der Geburt die Mutterstimme hört, blickt es in die Richtung dieser Stimme und sucht das Gesicht seiner Mutter.

Darüber hinaus versucht das Kind, mit der Melodieführung des Schreiens die Muttersprache nachzuahmen. Sogar Emotionen in der Stimme der Mutter lernt es bereits im Mutterleib wahrzunehmen, sodass es nach der Geburt sein Verhalten an die jeweilige Emotion der Mutter anpassen kann [25].

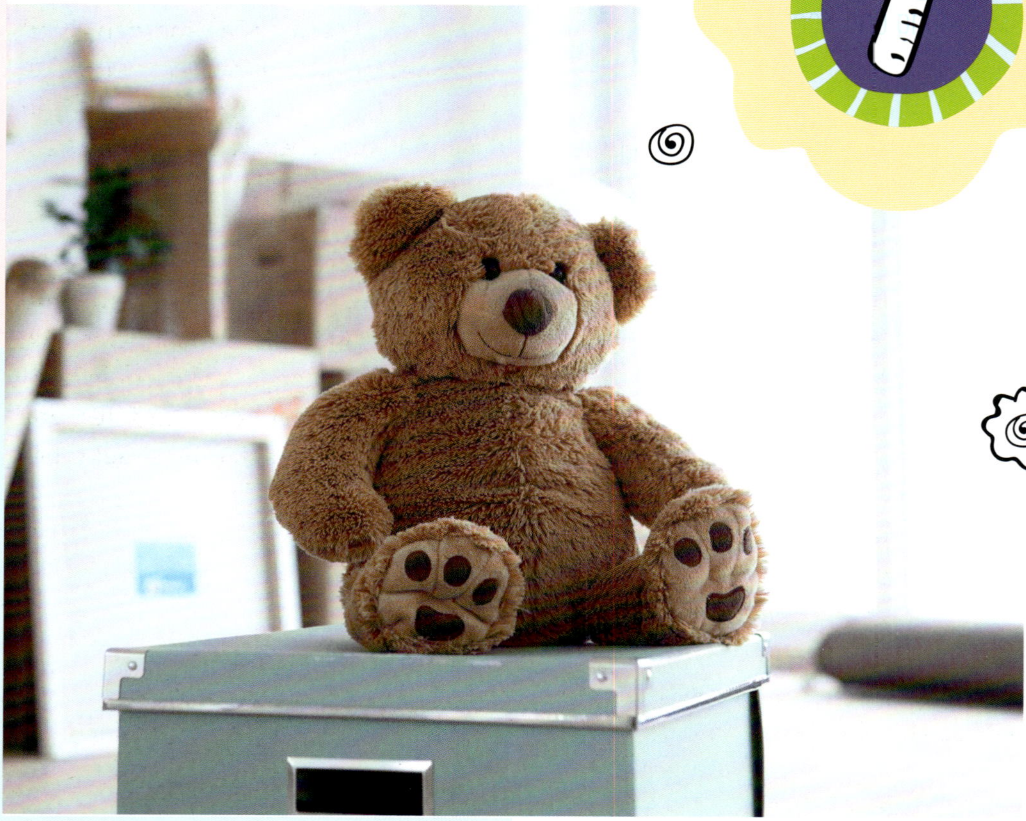

Das Neugeborene sucht folglich mit allen Mitteln die Nähe zu seiner Mutter, denn diese soll sein Überleben sichern. Für die Mutter wiederum ist dieses Nähe suchende Verhalten des Kindes ein Anreiz, Fürsorge für ihr Kind zu tragen.

„Sie (unsere Stimme) ist unser Körperinstrument und unser unmittelbarster und persönlichster Ausdruck.
Die Stimme übermittelt Emotionen, Gefühle und Gedanken und sie schafft Verbindung und Kontakt zwischen uns Menschen. In ihr ist unsere gesamte Lebensgeschichte enthalten:
Stimme – stimmig sein – Stimmung – verstimmt sein – bestimmen – Bestimmung ..." (26)

Monika Nöcker-Ribaupierre,
Musiktherapeutin

## Die frühe Mutter-Kind-Bindung

Die frühe Mutter-Kind-Bindung ist ein dynamischer, wechselseitiger Prozess. Dieser Prozess beinhaltet sowohl das Verhalten der Mutter, das Kind zu versorgen, als auch das Verhalten des Kindes, das die Fürsorge benötigt.

Wenn das Kind beginnt, die Stimme seiner Mutter im Mutterleib zu hören und sich mit ihr vertraut zu machen, nimmt diese frühe Bindung ihren Anfang. Im Übrigen spielt auch der Geruch der Mutter beim Bindungsaufbau eine wichtige Rolle, worauf an dieser Stelle aber nicht weiter eingegangen werden soll.

Für die Mutter beginnt der Bindungsprozess, wenn sie sich mit ihrem Kind gedanklich beschäftigt, wenn sie sich z.B. vorstellt, wie ihr Kind aussehen, was für einen Charakter es haben wird und wie sich das Leben mit dem Kind nach der Geburt verändern wird (27). Die Bindung verstärkt sich, wenn sie die ersten Kindsbewegungen spürt.

Nach der Geburt wird die gegenseitige Bindung weiter intensiviert, wenn Mutter und Kind noch mehr über sich lernen. Die einzigartige Beziehung zwischen Mutter und Kind wird für das gesamte Leben beider eine außergewöhnliche Rolle spielen.

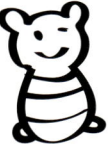

„Die erste Beziehung zwischen Mutter und Kind ist die intensivste, die wir jemals hatten und haben werden — aufs Engste verbunden mit dem mütterlichen Organismus, total abhängig davon, dass dieser uns nährt und schützt und damit gute Lebensbedingungen schafft. Von Beginn an findet Interaktion statt. Und von Anfang an braucht der Mensch eine Umgebung, in der er sich geborgen und angenommen fühlt." (28)

Ingeborg Weser,
Psychologin

## Hallo Papa!

Und was ist mit dem werdenden Papa? Wie oben beschrieben (siehe S. 16), werden die tiefen Frequenzen der Männerstimme auch bis in die Gebärmutter getragen. In einer Studie von kanadischen Forschern der Universität Toronto (29) wurde gezeigt, dass die Reaktion des Ungeborenen auf die Stimme von Vater und Mutter während der Schwangerschaft sogar ähnlich stark ausgeprägt war. Dass die Reaktion auf die Mutterstimme im Vergleich zur Stimme des Vaters nicht intensiver ausfiel, überraschte. Ein Grund für dieses Ergebnis mag sein, dass die Väter in der kanadischen Studie

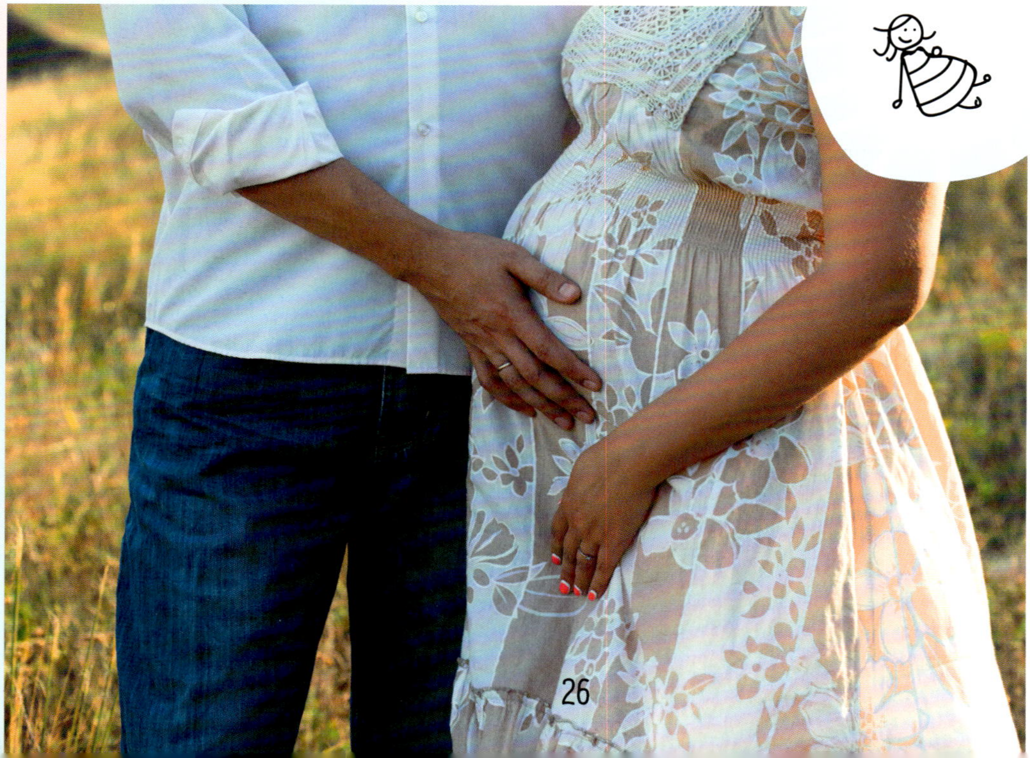

26

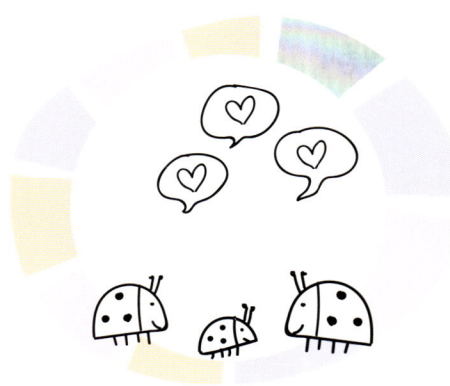

sehr intensiv in die Schwangerschaft mit eingebunden waren, z. B. dem Kind auch schon vorgelesen hatten. Das Ausmaß der Fürsorge und der Präsenz scheint also durchaus eine Rolle zu spielen.

Zwar war auch bei dieser Studie nach der Geburt – wie zu erwarten – eine Bevorzugung der Mutterstimme im Vergleich zur Vaterstimme zu beobachten, dennoch ist das Ergebnis sicherlich ein Aufruf an die werdenden Väter, bereits während der Schwangerschaft Kontakt zu ihren Kindern aufzubauen.

## Das Wichtigste in Kürze:

♥ Das Kind im Mutterleib kann im letzten Schwangerschaftsdrittel Gehörtes bereits verarbeiten und nach der Geburt erinnern.

♥ Das Ungeborene lernt die Stimme der Mutter so genau kennen, dass es diese auch nach der Geburt wiedererkennt. Es bevorzugt diese Stimme gegenüber anderen Stimmen.

♥ Das Kind ist in der Lage, Emotionen in der mütterlichen Stimme wahrzunehmen.

♥ Das Ungeborene kann die Muttersprache von fremden Sprachen unterscheiden und ahmt nach der Geburt die Muttersprache – z. B. beim Weinen – nach.

♥ Nach der Geburt erinnert sich das Kind an Reime und Melodien, die es im Mutterleib gehört hat. Es kann feine Unterschiede im Klang der Sprache oder der Musik erkennen.

♥ Durch die akustischen Anregungen von außen wird das Gehör des Ungeborenen trainiert. Im Gehirn werden neue Nervenverbindungen geknüpft. Reiche Hörerfahrungen scheinen die Sprachentwicklung zu fördern.

# II. Wenn Mama fürs Baby im Bauch singt

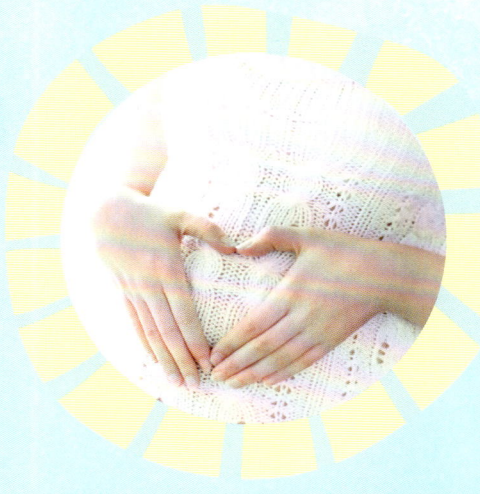

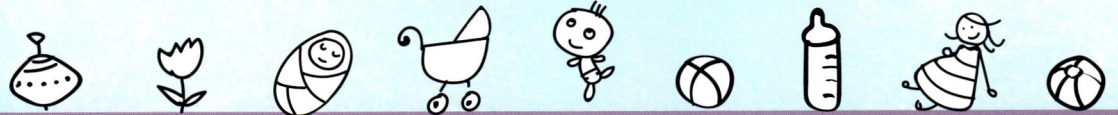

# 1. Ist es sinnvoll, meinem Baby im Mutterleib vorzusingen?

### Sich-vertraut-Machen

Wie im vorherigen Kapitel beschrieben, nimmt das Kind im letzten Schwangerschaftsdrittel über das Hören bereits Kontakt zur Außenwelt auf. Die Stimme der Mutter wirkt dabei besonders anregend.

Für Ihr Kind zu singen, ist eine wunderbare Möglichkeit, eine erste Verbindung zu Ihrem Kind aufzubauen und Rituale zu etablieren, an die Sie auch nach der Geburt anknüpfen können. Sie erhalten auf diese Weise ein sehr wirksames „Werkzeug" an die Hand, um Ihr Kind nach der Geburt einfacher zu beruhigen. Denn bei all den neuen Erfahrungen, die es jeden Tag macht, bei all den neuen Reizen, denen es ausgesetzt ist, können die vertraute Stimme und eine bekannte Melodie ein „Beruhigungsanker" sein. Ihr Kind fühlt sich dann zurückerinnert an die wohlige Zeit in der Gebärmutter. Ihre Stimme wird so zur Brücke zwischen der Zeit vor und nach der Geburt, zwischen der Zeit in und außerhalb der Gebärmutter.

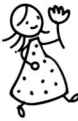

Auch sich selbst tun Sie etwas Gutes, wenn Sie während der Schwangerschaft singen und dabei die Gedanken vom Alltag lösen und entspannt auf sich und Ihr Kind richten. Beim Singen produziert Ihr Gehirn die Glückshormone Noradrenalin, Beta-Endorphin und Serotonin. Gleichzeitig werden Stresshormone reduziert (30). Singen hebt also die Stimmung und hilft Stress abzubauen – und das tut dann auch wieder Ihrem Kind gut.

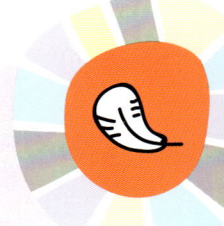

„Werdende Mütter sollten für ihre Kinder singen. In primitiven Gesellschaften ist der Gesang für Ungeborene verbreitet. Nur in unserer fortgeschrittenen und künstlichen Zivilisation haben Schwangere aufgehört, für ihr Baby zu singen. Und das ist schlecht." (31)

Yehudi Menuhin,
Geiger und Dirigent

1. Ist es sinnvoll, meinem Baby
im Mutterleib vorzusingen?

## Nur Mut!

Vielleicht fühlen Sie sich noch unsicher, Ihrem Kind im Mutterleib vorzusingen. Das ist verständlich. Denn wenn Sie für Ihr Ungeborenes singen, merken Sie zwar möglicherweise, dass es sich bewegt, aber Sie können es nicht sehen und nicht hören. Den Erfolg des Gesangs können Sie also nicht direkt „überprüfen". Versuchen Sie sich daher immer wieder vor Augen zu führen, dass Ihr Kind – obwohl Sie es noch nicht vor sich sehen – trotzdem schon da ist und Sie hört. Ihr Kind liegt in Ihrem Bauch und wächst und lernt. Es erforscht seine Umwelt. Es genießt, Ihre Stimme zu hören, erinnert sich an Ihre Stimme und lernt von dieser Stimme.

Es wäre schön, wenn dieses Buch Sie motivieren könnte, das Experiment „Singen in der Schwangerschaft" zu starten. Die Lieder auf den nächsten Seiten sollen hierzu einladen.

Falls Sie gerne in einer Gruppe singen, ist möglicherweise ein Singkreis für Schwangere etwas für Sie. In vielen Städten gibt es bereits entsprechende Kurse. Informieren Sie sich bei Interesse über Angebote in Ihrer Nähe.

## Das Wichtigste in Kürze:

♥ Durch Singen der Mutter im letzten Drittel der Schwangerschaft kann ein erster Kontakt mit dem Kind im Mutterleib aufgenommen werden. So wird der Grundstein für eine gute Mutter-Kind-Beziehung gelegt.

♥ Die Singstimme stellt eine Verbindung zwischen der Zeit vor und nach der Geburt her und vermittelt dem Kind Geborgenheit. Nach der Geburt lässt sich das Baby besonders leicht durch die vertraute Stimme der Mutter beruhigen.

♥ Singen während der Schwangerschaft hebt die Stimmung und hilft zu entspannen. Die entspannende Wirkung auf die Mutter hat dabei auch eine entsprechende Wirkung auf das Kind im Mutterleib.

# 2. Anregungen für die Praxis

### Einstimmung

Die folgende Liedersammlung beinhaltet Lieder, die Sie Ihrem Kind während der Schwangerschaft vorsingen können. Setzen Sie sich nicht zum Ziel, die Sammlung in ihrer Gesamtheit „durchzuarbeiten". Suchen Sie sich stattdessen einige wenige Lieder heraus, die Ihnen besonders zusagen, und wiederholen Sie diese immer wieder. Auf diese Weise hat Ihr Kind die Möglichkeit, die Lieder und Melodien wiederzuerkennen und zu erlernen.

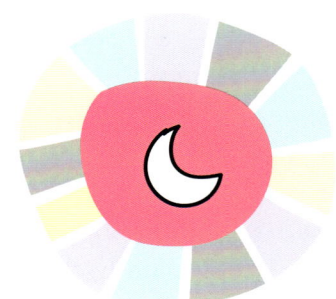

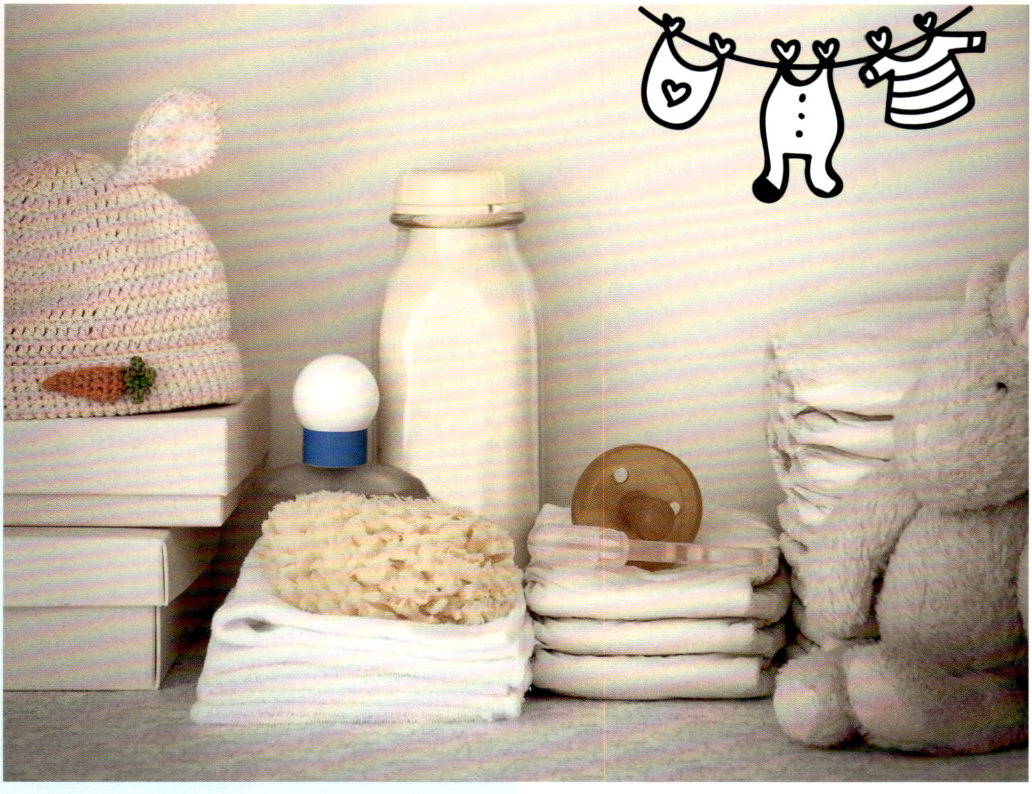

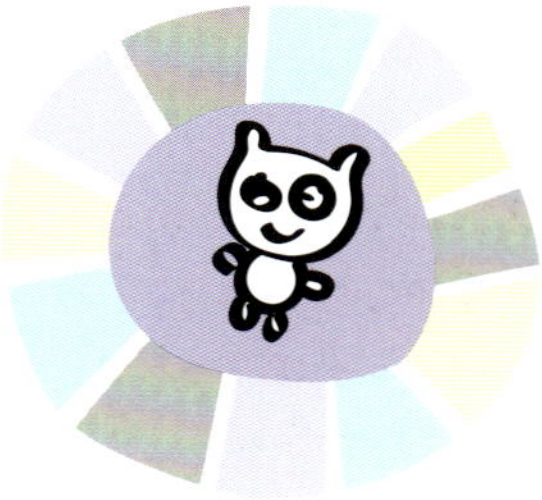

Alle hier vorgestellten Lieder sind als Anregungen zu verstehen. Wenn Sie Ihrem Kind lieber das aktuelle Lied ihrer Lieblingsband – einen alten Beatles-Song, ein Lied aus einem Musical oder ein traditionelles Volkslied vorsingen möchten – nur zu! Ihrem Kind ist es egal, welches Lied Sie ihm vorsingen. Wichtig ist ihm nur, dass es beim Singen Ihre Stimme hört und Sie mit Freude beim Singen dabei sind. Denn die Begeisterung in Ihrer Stimme wird Ihr Kind spüren. Durch die Vertrautheit dieser Stimme und die damit vermittelte Geborgenheit wird es sich entspannen und wohlfühlen.

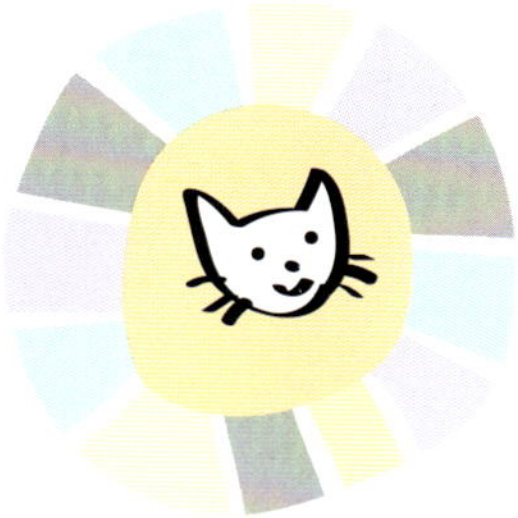

Bevor Sie nun in diesen Praxisteil einsteigen und selbst aktiv werden, stimmen Sie sich mit den zwei folgenden Liedern ein. Machen Sie es sich bequem und lassen Sie sich mit Ihren Gedanken und Emotionen von der Musik leiten.

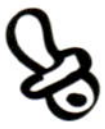

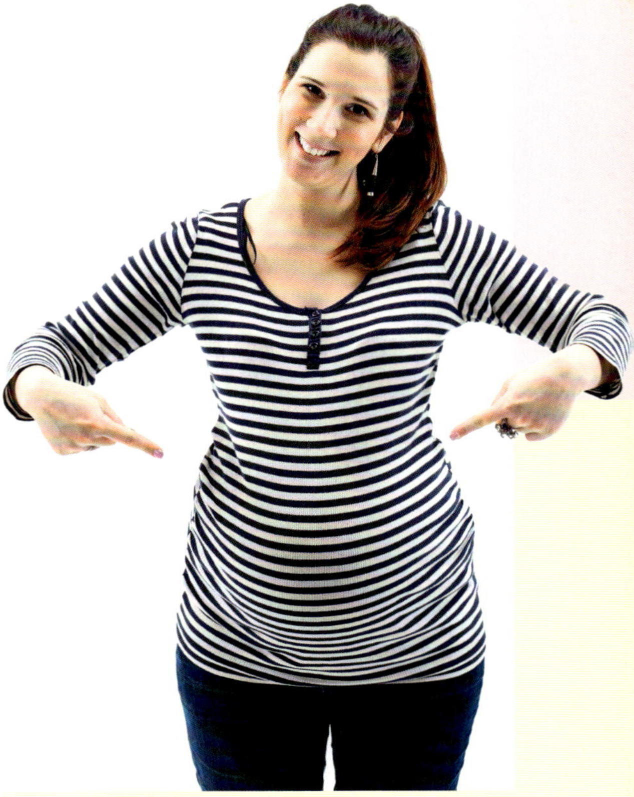

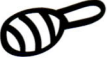

## Jedes Kind auf dieser Erde

Dieses Lied handelt von dem Wunsch, dass jedes Kind jemanden haben sollte, der es liebt und der immer für es da ist. Wenn Sie das Lied hören, machen Sie sich bewusst, dass Sie für Ihr Kind dieser „jemand" sind. Sie sind die Person, die ihm ins Leben hilft und es dabei unterstützt, später selbstständig seinen Weg zu gehen. Diese allererste Beziehung wird Ihr Kind für sein gesamtes späteres Leben prägen und sein Tun und seine Gefühlswelt für immer beeinflussen. Dies ist eine große Herausforderung und Chance.

1. Jedes Kind auf dieser Erde,
jedes Kind auf dieser Welt
hat verdient, dass jemand da ist,
der es ganz nah bei sich hält;
hat verdient, dass jemand da ist,
der es ganz unendlich liebt,
der ihm Wärme und Geborgenheit
und wahre Heimat gibt.
Denn aus Wärme wächst Vertrauen
und aus Wärme entsteht Licht,
nur von Kälte und von Dunkelheit,
da wächst ein Menschlein nicht.

2. Jedes Kind auf dieser Erde,
jedes Kind auf dieser Welt
hat verdient, dass jemand da ist,
der sich schützend vor es stellt;
hat verdient, dass jemand da ist,
der es achtet und auch ehrt,
der ihm seine Träume lässt,
ihm das Kindsein nicht verwehrt.
Denn aus Freude wächst Vertrauen
und aus Freude entsteht Licht,
ohne Spielen, ohne Lachen,
nein, da wächst ein Menschlein nicht.

3. Jedes Kind auf dieser Erde,
jedes Kind auf dieser Welt
hat verdient, dass jemand da ist,
der ihm aufhilft, wenn es fällt;
hat verdient, dass jemand da ist,
der es tröstet, wenn es weint,
der ihm sagt, dass irgendwann
die Sonne immer wieder scheint.
Denn aus Hoffnung wächst Vertrauen
und aus Hoffnung entsteht Licht,
ohne Zukunft, ohne Zuspruch,
nein, da wächst ein Menschlein nicht.

Text / Melodie: Carla Häfner
© 2016 Schott Music GmbH & Co. KG, Mainz

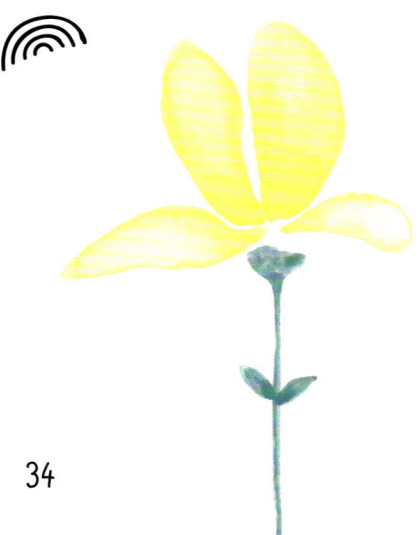

34

## Manchmal komme ich ins Grübeln

Dieses Lied handelt von den Zweifeln und Sorgen, die während der Schwangerschaft immer wieder aufkommen können. Die Schwangerschaft ist eine Zeit des Übergangs. Der eigene Körper, die berufliche Situation und auch die Partnerschaft verändern sich und die Zukunft ist erst einmal in vielerlei Hinsicht ungewiss. Vielleicht fühlen Sie sich plötzlich beunruhigt, fragen sich, ob Ihr Kind auch wirklich gesund ist und ob Sie ihm eine gute Mutter sein werden. Oder Sie haben Bedenken davor, einen Teil Ihrer bisherigen Unabhängigkeit aufzugeben. Vielleicht fühlen Sie sich durch die Veränderungen Ihres Körpers in der Schwangerschaft auch fremdbestimmt. Die meisten Schwangeren durchleben solche Phasen der Zweifel und der Besorgnis, auch wenn sie sich eigentlich sehr auf ihr Kind freuen.

♥

Lassen Sie sich von diesem Lied dazu animieren, aufkommende Zweifel zuzulassen und auszusprechen. Dies ist die Voraussetzung, sie auch wieder aktiv loslassen zu können.

1. Manchmal komme ich ins Grübeln,
wie das alles werden wird,
und dann bin ich durcheinander,
fühle mich total verwirrt.
Manchmal hab ich dann auch Angst,
die Kontrolle zu verliern,
über mich und meinen Körper
nicht mehr selber zu regiern.

2. Manchmal frag ich mich,
werd ich wohl eine gute Mutter sein?
Meine Sorgen, meine Zweifel
brechen dann auf mich hinein.
Werd ich alles richtig machen,
wird mein Kind auch glücklich sein?
So ein Baby ist zerbrechlich
und es ist so zart und klein.

3. Doch dann sag ich meinen Zweifeln,
zaghaft zwar, jedoch bestimmt,
dass sie weiterziehen dürfen,
dass sie hier nicht richtig sind.

Text / Melodie: Carla Häfner
© 2016 Schott Music GmbH & Co. KG, Mainz

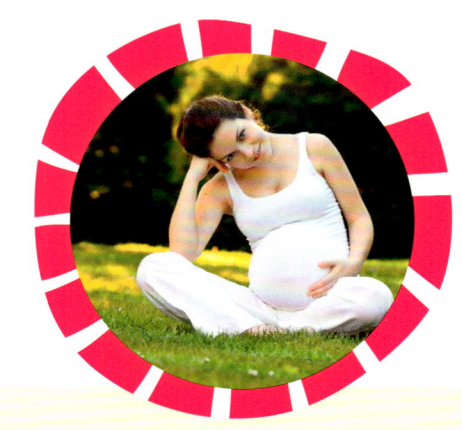

## Kontakt aufnehmen

Mit den folgenden Liedern können Sie während der Schwangerschaft über das Singen mit Ihrem Kind in einen ersten „Dialog" treten.

Suchen Sie sich für das Singen einen ruhigen Ort, an dem Sie ungestört sind. Nehmen Sie sich Zeit für die Kontaktaufnahme mit Ihrem ungeborenen Kind und erfreuen Sie sich an der Nähe, die dabei entsteht.

Fühlen Sie beim Singen in sich hinein. Reagiert Ihr Baby auf das Gehörte? Bewegt es sich vielleicht intensiver oder wird es auf einmal ruhiger? Vielleicht reagiert Ihr Kind ja sogar mit einem leichten Stupsen von innen gegen die Bauchdecke. Dann antworten Sie ihm mit einem Streicheln oder einem sanften Stups zurück. Genießen Sie diese Art der ersten Kommunikation. Auch der werdende Papa kann das Baby mit seiner Stimme und seinen Berührungen vertraut machen.

Falls Sie sich zu Beginn gehemmt fühlen, für Ihr Kind zu singen, probieren Sie einmal aus, die Melodie des Liedes nur leise zu summen.

Und noch etwas: Lassen Sie sich nicht vom Singen abhalten, nur weil Sie meinen, nicht singen zu können. Sie können sicher sein: Ihr Kind liebt es, Sie singen zu hören. Ihr Kind sucht Ihre Stimme und fühlt sich geborgen, wenn es diese hören kann. Ihre Stimme ist für Ihr Kind das Allerschönste, selbst wenn Ihr Gesang für Ihre eigenen Ohren vermeintlich „schief" klingen sollte.

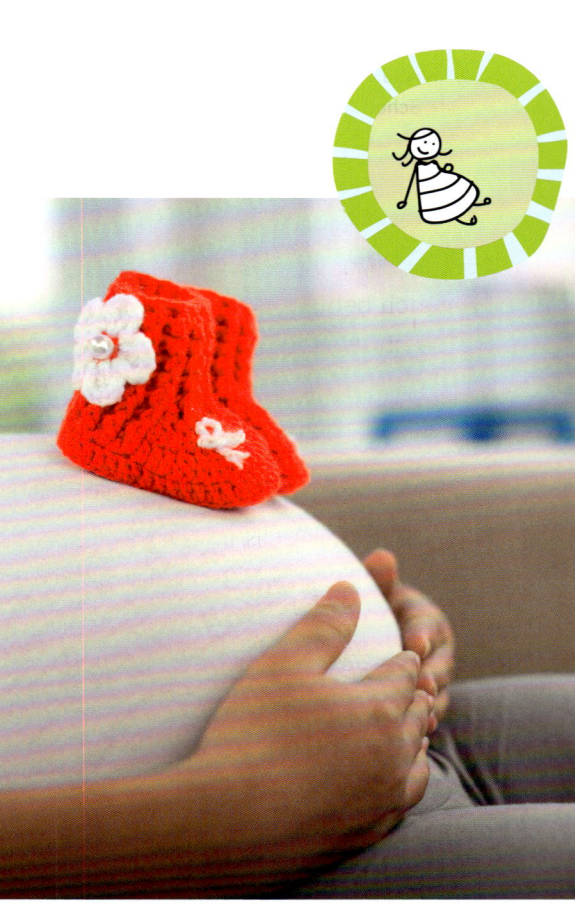

# Ich streichle meinen runden Bauch

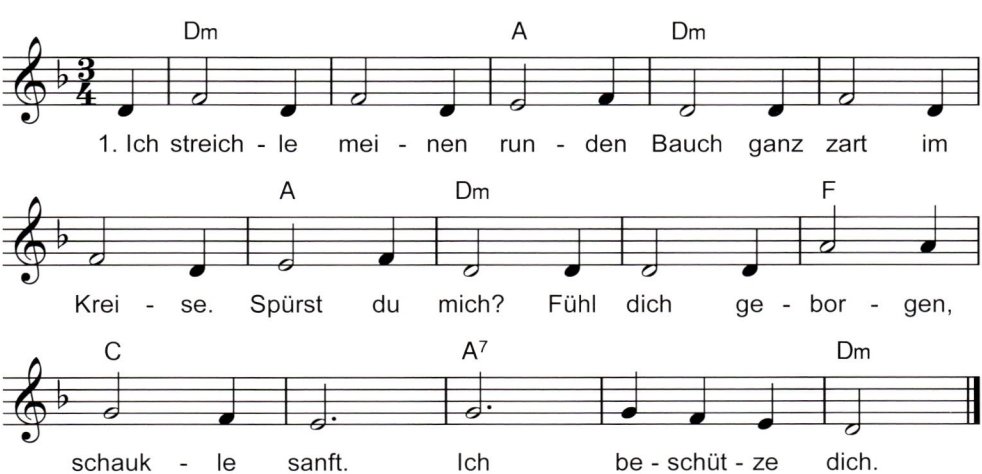

1. Ich streich - le mei - nen run - den Bauch ganz zart im
Krei - se. Spürst du mich? Fühl dich ge - bor - gen,
schauk - le sanft. Ich be - schüt - ze dich.

Text / Melodie: Carla Häfner
© 2016 Schott Music GmbH & Co. KG, Mainz

2. Ich streichle meinen runden Bauch.
Ganz leise sing ich. Hörst du mich?
Fühl dich behütet, schlafe gut.
Ich beschütze dich.

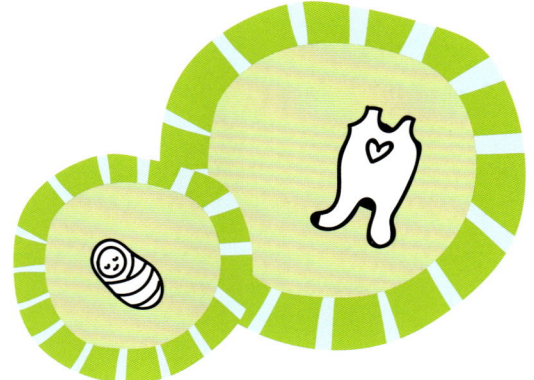

♥ Streichen Sie beim Singen kreisförmig über Ihren Bauch.
Probieren Sie einmal aus, beim Singen die Augen zu schließen.
Schenken Sie Ihre gesamte Zuwendung und Aufmerksamkeit Ihrem Kind!

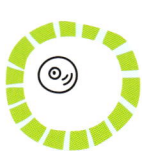

♥ Wenn Sie singen, ist die Bedeutung der einzelnen Worte für Ihr Kind
erst einmal nicht relevant. Summen Sie die Melodie zunächst und lassen Sie
sich tragen von der dabei entstehenden Stimmung. Auch nach der Geburt
können Sie Ihrem Kind diese – dann bereits vertraute – Melodie vorsummen.

## Es ist schön, dass du bei mir bist    4

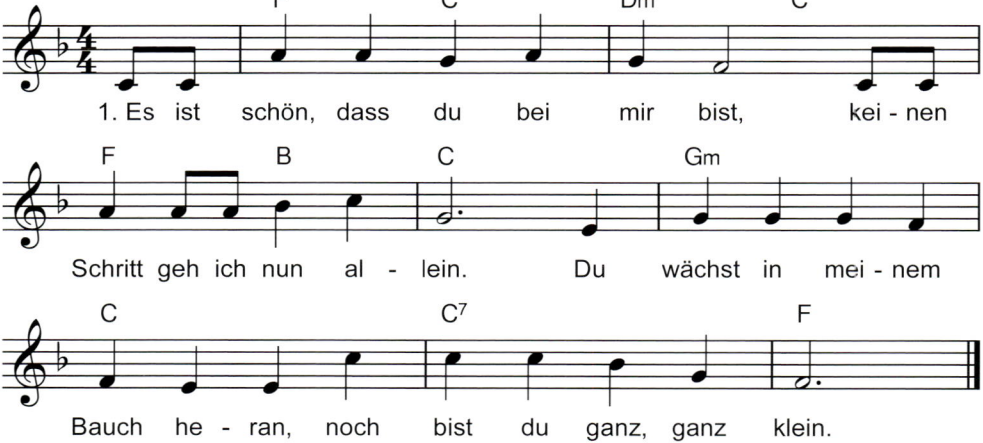

1. Es ist schön, dass du bei mir bist, kei - nen
Schritt geh ich nun al - lein. Du wächst in mei - nem
Bauch he - ran, noch bist du ganz, ganz klein.

Text / Melodie: Carla Häfner
© 2016 Schott Music GmbH & Co. KG, Mainz

2. Manchmal kann ich nun schon spüren,
wie du dich wendest und dich drehst,
wie du mit deinen Beinchen strampelst
und dich in meinem Bauch bewegst.

3. Und wenn ich dich so spüre,
fühl ich mich dir ganz nah.
Mein kleines, großes Wunder,
dann weiß ich, du bist da.

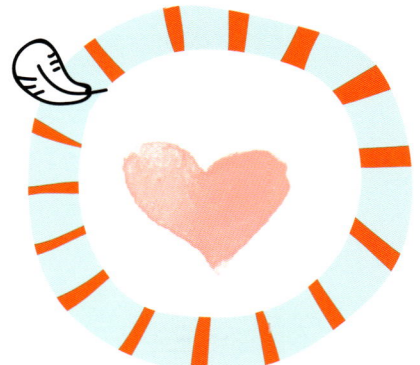

❤ Es ist ein wunderbares Erlebnis, die ersten Kindsbewegungen zu spüren –
erst nur ganz sacht, später immer intensiver. Plötzlich wird klar, dass dort im Bauch
tatsächlich ein eigener kleiner Mensch heranwächst.
Dieser kleine Mensch – Ihr Kind – begleitet Sie nun bei allem, was Sie tun: beim Einkaufen,
bei der Arbeit, beim Essen, beim Duschen, beim Zähneputzen, beim Schlafen.
Sie sind ein unzertrennbares Team. Erfreuen Sie sich an dieser engen Zweisamkeit!

# Kannst du mich hören

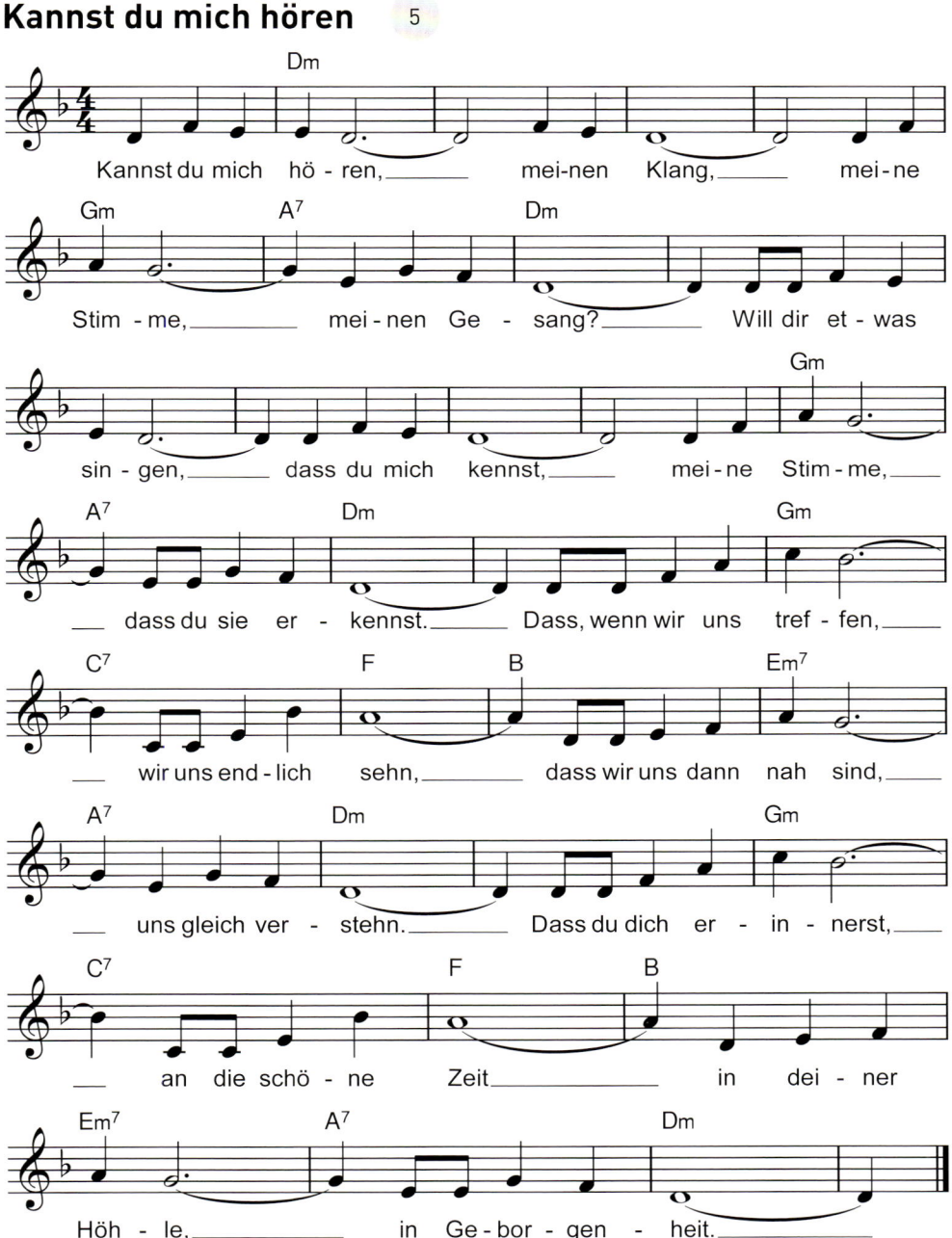

Text / Melodie: Carla Häfner, © 2016 Schott Music GmbH & Co. KG, Mainz

♥ Ihr Kind erfreut sich am einzigartigen Klang, der Melodie und dem Rhythmus Ihrer Stimme. An dieser Stimme wird es Sie nach der Geburt als seine Mutter aus allen anderen Stimmen herausfinden.

## Finger laufen, tipp, tipp, tapp

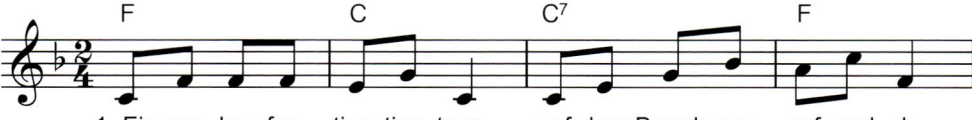

1. Fin-ger lau-fen, tipp, tipp, tapp, auf dem Bauch nun auf und ab,

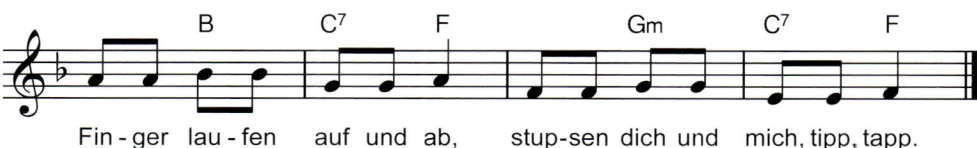

Fin - ger lau - fen auf und ab, stup-sen dich und mich, tipp, tapp.

Text: Carla Häfner
Melodie: traditionell (Brüderchen, komm tanz mit mir)
© 2016 Schott Music GmbH & Co. KG, Mainz

♥ Dieses und das folgende Lied „funktionieren" nach dem Prinzip der frühen Spiellieder:
Die Mutter krabbelt, tanzt, schleicht etc. dabei während des Singens mit ihren Fingern
auf dem Körper des Kindes. Hier jedoch tanzen Ihre Finger auf Ihrem eigenen Bauch.
Die beiden Lieder sollen dazu anregen, über die Bewegungen Ihrer Finger Kontakt zu
Ihrem Kind aufzunehmen.

♥ Laufen Sie während des Singens mit Ihren Fingerkuppen sanft
auf Ihrem Bauch herum. Wiederholen Sie das Lied mehrmals hintereinander.

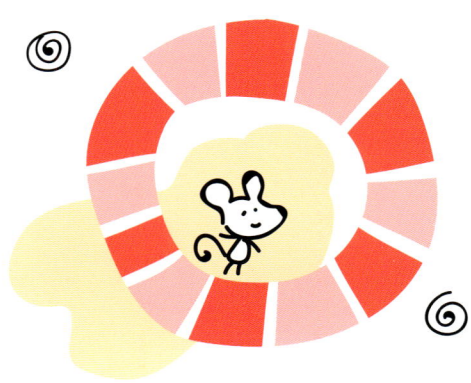

## Meine Finger tupfen fröhlich

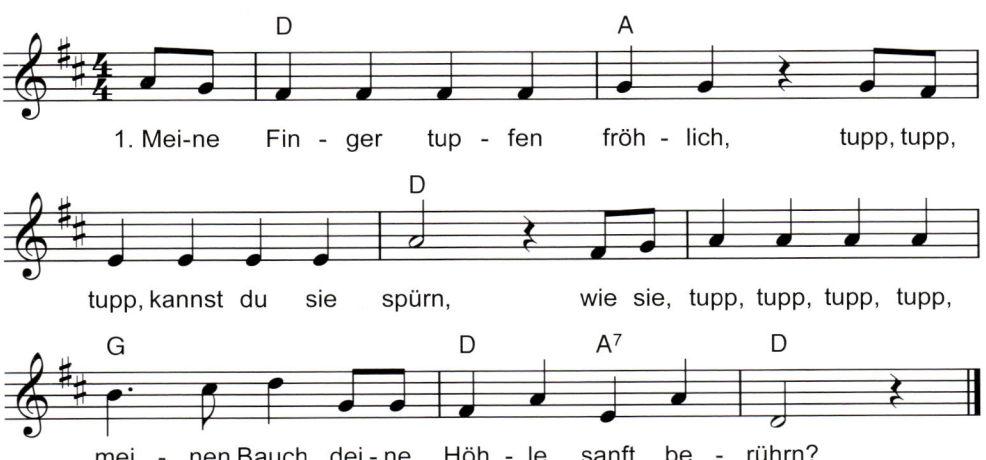

1. Mei-ne Fin - ger tup - fen fröh - lich, tupp, tupp,

tupp, kannst du sie spürn, wie sie, tupp, tupp, tupp, tupp,

mei - nen Bauch, dei - ne Höh - le sanft be - rührn?

Text: Carla Häfner
Melodie: nach Wolfgang A. Mozart (In meinem kleinen Apfel)
© 2016 Schott Music GmbH & Co. KG, Mainz

2. Meine Finger klopfen leise,
klopf, klopf, klopf, kannst du sie spürn,
wie sie, klopf, klopf, klopf, klopf, meinen Bauch,
deine Höhle sanft berührn?

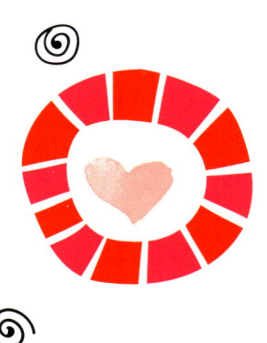

♥ Machen Sie es sich bequem und gehen Sie in einen „Dialog" mit Ihrem Kind.
Tupfen und klopfen Sie während des Singens mit Ihren Fingern sanft auf Ihren Bauch.
Vielleicht reagiert Ihr Kind ja sogar mit einem leichten Stupsen „aus dem Inneren der Höhle".

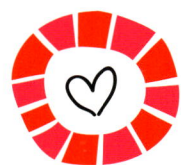

41

## Du, mein unbekanntes Wesen

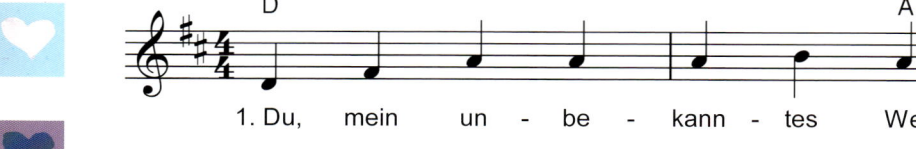

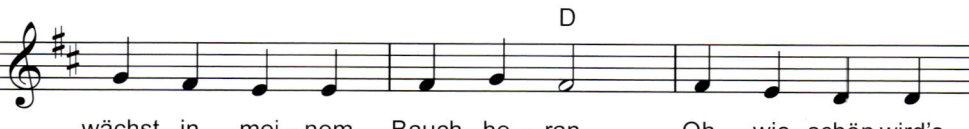

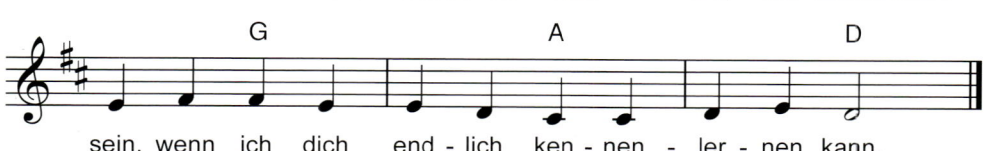

1. Du, mein un - be - kann - tes We - sen wächst in mei - nem Bauch he - ran. Oh, wie schön wird's sein, wenn ich dich end - lich ken - nen - ler - nen kann.

Text / Melodie: Carla Häfner
© 2016 Schott Music GmbH & Co. KG, Mainz

2. Ja, ich weiß, du musst noch wachsen,
bist für die Welt noch viel zu klein.
Doch ich bin schon voller Neugier,
welch ein Mensch wirst du wohl sein.

3. So gern würd ich dich schon hören,
dich auch riechen, dich berührn.
Gerne würde ich dich halten,
deine weiche Haut schon spürn.

4. Und ich kann es kaum erwarten,
endlich dein Gesicht zu sehn.
Deine Augen, deine Nase,
deinen Mund auch zu erspähn.

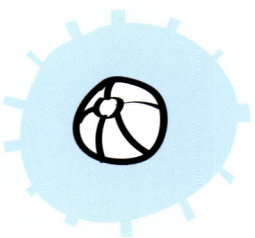

❤ Ein neues Leben entsteht in Ihrem Bauch.
Dieser neue Mensch ist einerseits so nah, aber andererseits auch noch so fremd.
Vieles ist noch ungewiss: Wie wird das Kind aussehen?
Wird es eher dem Papa oder der Mama ähneln?
Zum Ende der Schwangerschaft werden die Neugier und manchmal auch
die Ungeduld immer größer.

## Rituale schaffen

Rituale bedeuten Verlässlichkeit und Vorhersehbarkeit und vermitteln ein Gefühl von Sicherheit.

Alle folgenden Lieder eignen sich dazu, Rituale zu schaffen, an die Sie und Ihr Kind auch nach der Geburt anknüpfen können. Singen Sie Ihrem Kind diese Lieder während der Schwangerschaft vor. So kann Ihr Kind die Lieder kennenlernen und sich an sie gewöhnen. Nach der Geburt wird es sie wiedererkennen. Die Lieder werden so zu einem „Band" zwischen der Zeit inner- und außerhalb des Mutterleibs. Ihr Kind wird sich an den bekannten Klängen erfreuen, sich an die Geborgenheit im Mutterleib zurückerinnern und sich leichter beruhigen lassen.

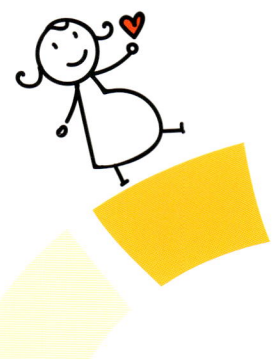

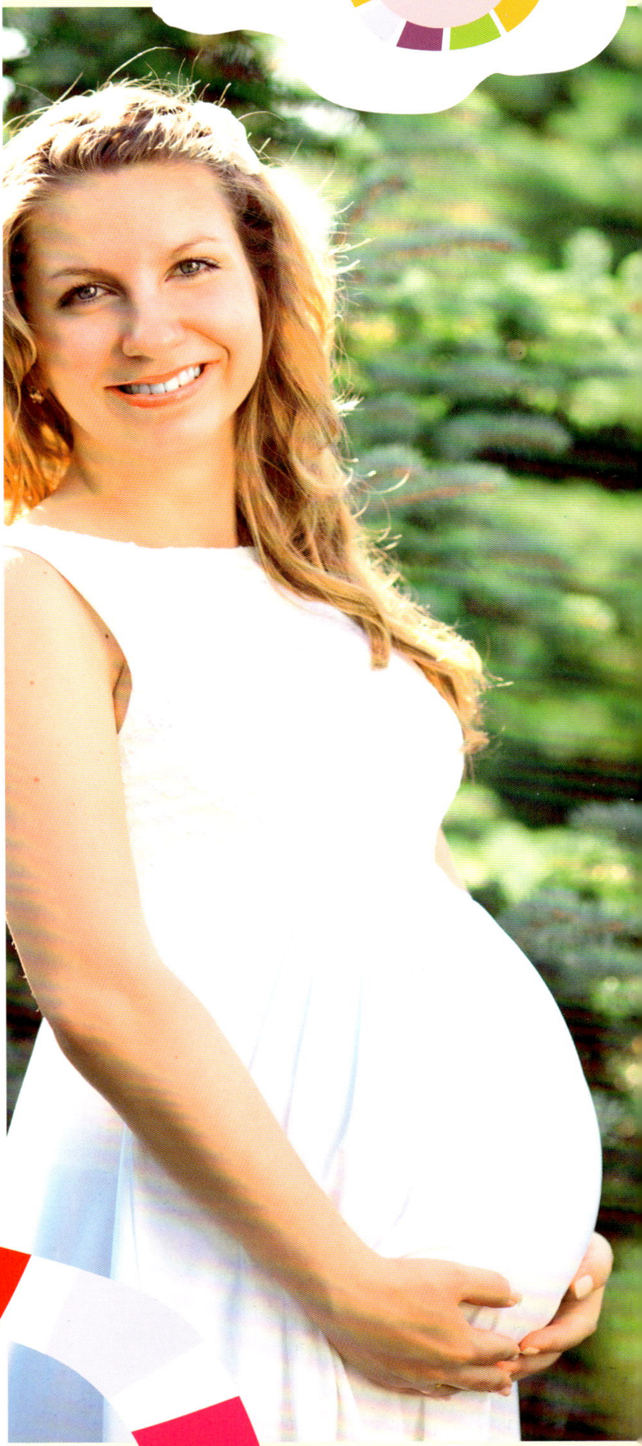

## Hallo du

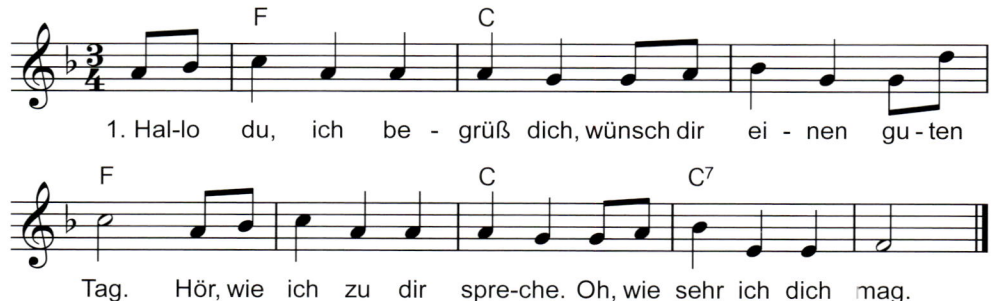

1. Hal-lo du, ich be - grüß dich, wünsch dir ei - nen gu - ten Tag. Hör, wie ich zu dir spre-che. Oh, wie sehr ich dich mag.

Text: Carla Häfner
Melodie: Wenzel Müller (Kommt ein Vogel geflogen)
© 2016 Schott Music GmbH & Co. KG, Mainz

2. Hallo du, ich begrüß dich,
wünsch dir einen guten Tag.
Spürst du, wie ich dich streichle?
Oh, wie sehr ich dich mag.

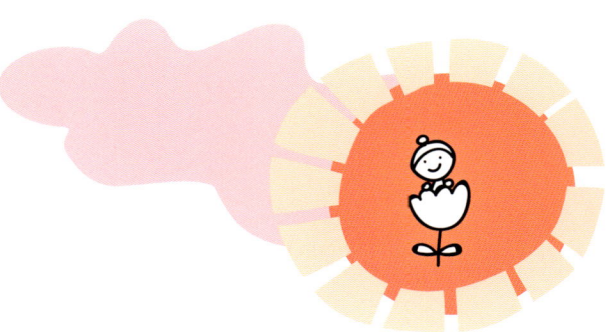

♥ Vielleicht möchten Sie Ihrem Kind dieses Lied morgens nach dem Aufwachen vorsingen. Begrüßen Sie Ihr Kind mit Ihrer Stimme und ein paar Streicheleinheiten auf der Bauchdecke. Hieraus kann ein wunderschönes Ritual entstehen.

♥ Wenn Sie dieses Lied nach der Geburt singen, wiegen Sie Ihr Kind dabei in den Armen. Wiederholen Sie das Lied mehrmals. Geben Sie Ihrem Kind am Schluss einen Kuss auf das Köpfchen.

## Hör meine Stimme 10

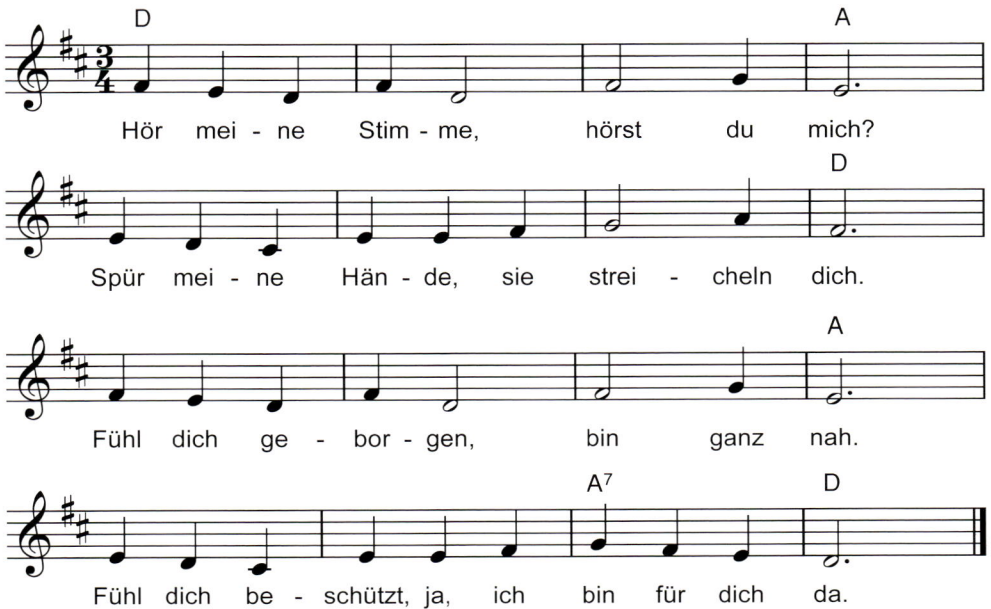

Hör mei - ne Stim - me, hörst du mich?

Spür mei - ne Hän - de, sie strei - cheln dich.

Fühl dich ge - bor - gen, bin ganz nah.

Fühl dich be - schützt, ja, ich bin für dich da.

Text / Melodie: Carla Häfner
© 2016 Schott Music GmbH & Co. KG, Mainz

♥ Entspannen Sie sich. Legen Sie die Hände auf Ihren Bauch.
Während des Singens streichen Sie sanft über die Bauchdecke —
eventuell auch mit Massageöl.
Ihr Kind kann die Berührungen über die Bauchdecke schon wahrnehmen.
Durch die Kombination von Singstimme, Berührung und
allgemeiner Entspannung wird Ihr Baby Ihre Stimme mit einem sehr
angenehmen, positiven Gefühl verknüpfen.

♥ Wenn Sie dieses Lied nach der Geburt singen,
tragen Sie Ihr Baby dabei in den Armen und streicheln Sie es.

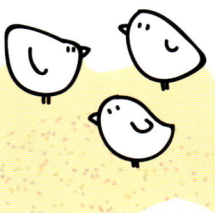

## Du, mein kleines Wunder   11

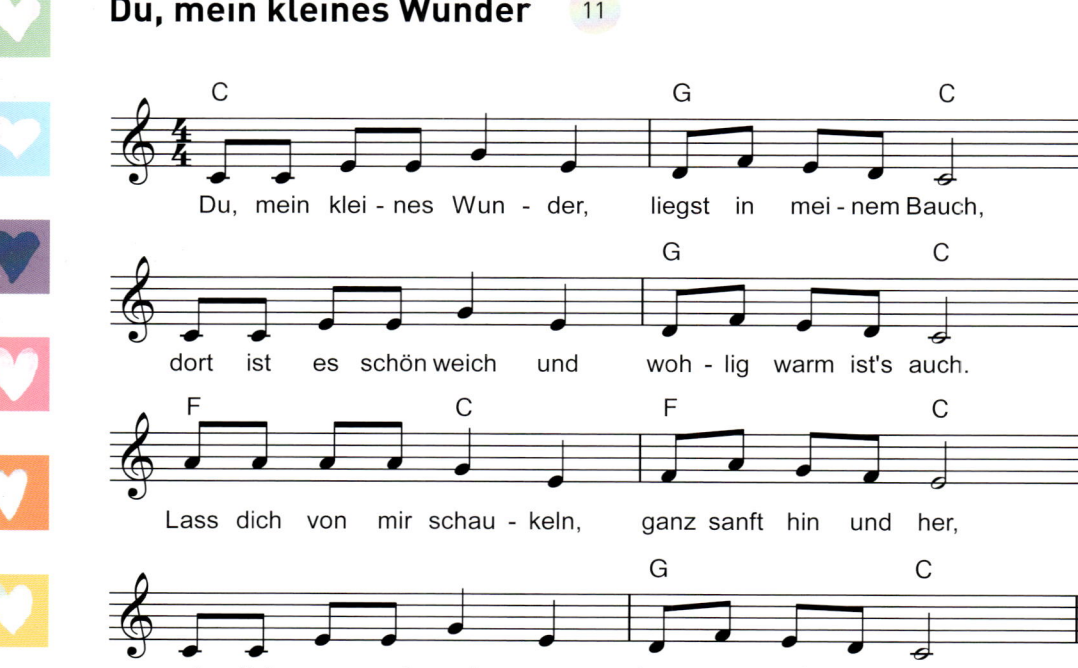

Text / Melodie: Carla Häfner
© 2016 Schott Music GmbH & Co. KG, Mainz

♥ Machen Sie es sich bequem. Legen Sie Ihre Hände auf den Bauch und streichen Sie während des Singens sanft mit den Händen über Ihre Bauchdecke.

♥ Nach der Geburt können Sie dieses einfache Lied mit leicht abgewandeltem Text zur gleichen Melodie singen:

Du, mein kleines Wunder, liegst in meinem Arm,
will dich gut beschützen, liegst bei mir schön warm.
Ruh dich aus und kuschle dich eng an mich an.
Lass dich von mir schaukeln, schlaf auch irgendwann.

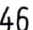

♥ Wiegen Sie Ihr Baby ruhig in Ihren Armen, während Sie das Lied singen. Wiederholen Sie das Lied mehrmals hintereinander.

# Ich schenk dir einen Regenbogen

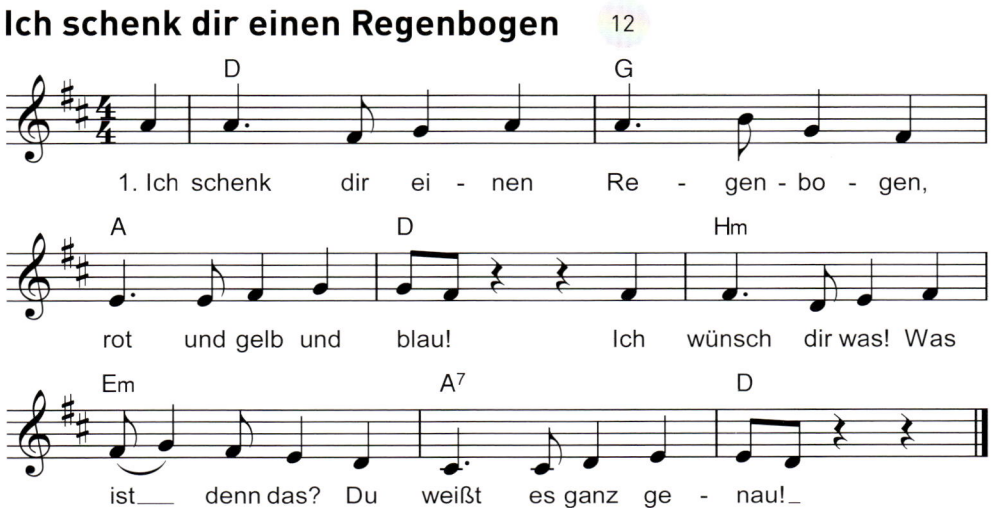

1. Ich schenk dir ei - nen Re - gen - bo - gen, rot und gelb und blau! Ich wünsch dir was! Was ist___ denn das? Du weißt es ganz ge - nau!_

Text / Melodie: Dorothée Kreusch-Jacob / www.DorothéeKreusch-Jacob.com
Verlag MUSICJUSTMUSIC® / www.musicjustmusic.com

2. Ich schenk dir hundert Seifenblasen,
sie spiegeln mein Gesicht.
Ich wünsch dir was!
Was ist denn das?
Nein – ich verrat's dir nicht!

3. Ich schenk dir eine weiße Wolke,
hoch am Himmel dort.
Ich wünsch dir was!
Was ist denn das?
Es ist ein Zauberwort.

4. Ich schenk dir einen Kieselstein,
den ich am Wege fand.
Ich wünsch dir was!
Was ist denn das?
Ich schreib's in deine Hand.

5. Ich schenk dir einen Luftballon,
er schwebt ganz leicht empor.
Ich wünsch dir was!
Was ist denn das?
Ich sag's dir leis ins Ohr!

6. Ich schenke dir ein Kuchenherz,
drauf steht: „Ich mag dich so!"
Ich wünsch dir was!
Was ist denn das?
Jetzt weißt du's sowieso!

♥ Hören Sie sich dieses Lied auf der CD an oder singen Sie es selbst. Erfreuen Sie sich an den schönen Bildern, die beim Hören des Liedes im Kopf entstehen.

♥ Welche Wünsche haben Sie für Ihr Kind? Vielleicht möchten Sie Ihre Wünsche und Gedanken in einem Brief an Ihr Kind niederschreiben. Sie können den Brief aufbewahren und wieder heraussuchen, wenn Ihr Kind älter geworden ist. Dies kann eine sehr persönliche und wertvolle Erinnerung sein ... und ein schönes Geschenk für Ihr Kind.

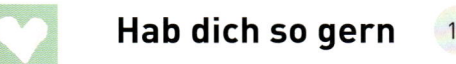

## Hab dich so gern 13

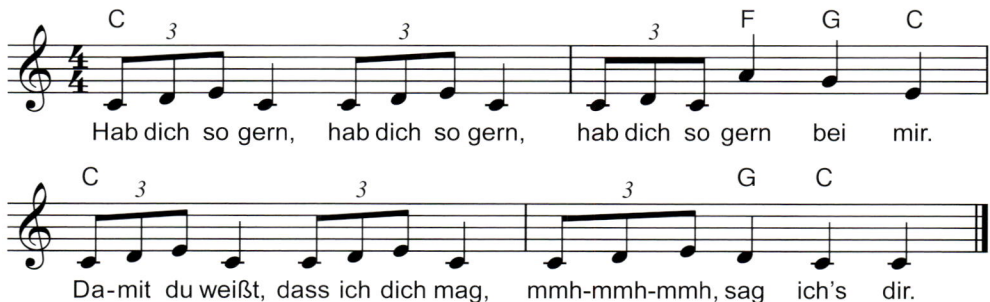

Hab dich so gern, hab dich so gern, hab dich so gern bei mir.

Da-mit du weißt, dass ich dich mag, mmh-mmh-mmh, sag ich's dir.

Text / Melodie: Carla Häfner
© 2016 Schott Music GmbH & Co. KG, Mainz

♥ Sagen Sie Ihrem Kind mit diesem Lied, dass Sie es gerne haben
und sich an seiner Nähe erfreuen. Legen Sie Ihre Hände auf Ihren Bauch
und streichen Sie beim Singen sanft über Ihre Bauchdecke.
Wiederholen Sie das Lied summend oder mit Text mehrmals hintereinander.

♥ Auch nach der Geburt bietet dieses Lied immer wieder eine schöne Gelegenheit,
Ihrem Kind zu sagen, wie sehr Sie es lieben.

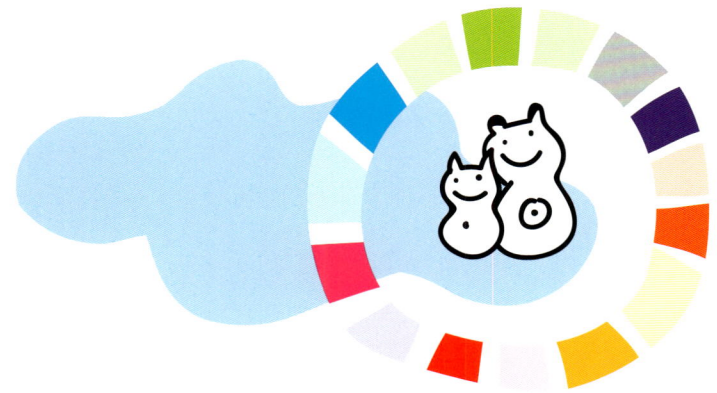

## Viele kleine Glitzersterne 14

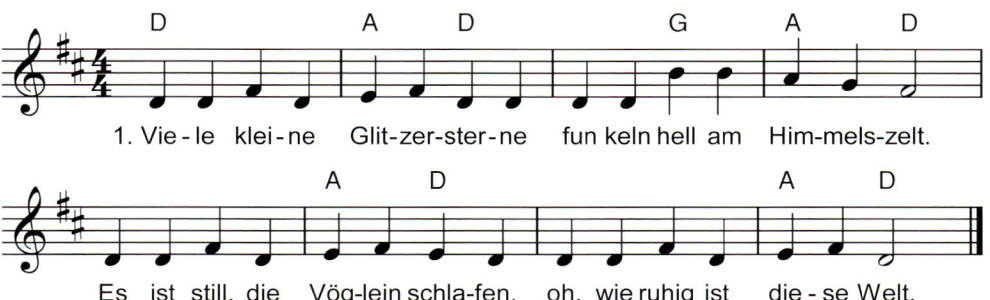

1. Vie-le klei-ne Glit-zer-ster-ne fun keln hell am Him-mels-zelt.

Es ist still, die Vög-lein schla-fen, oh, wie ruhig ist die-se Welt.

Text / Melodie: Carla Häfner
© 2016 Schott Music GmbH & Co. KG, Mainz

2. All die Kleinen, all die Großen,
alle legen sich zur Ruh,
kuscheln sich in ihre Betten,
schließen ihre Augen zu.

3. Und auch du und ich, wir beide,
auch wir legen uns zur Ruh,
lassen uns vom Schlaf einfangen,
schließen unsre Augen zu.

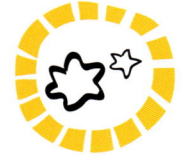

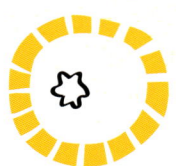

♥ Nehmen Sie sich am Ende des Tages noch einmal ein wenig Zeit, um Kontakt zu Ihrem Kind aufzunehmen. Hieraus kann sich ein schönes abendliches Ritual entwickeln — auch über die Geburt hinaus.

## Schlaf, mein Kindlein

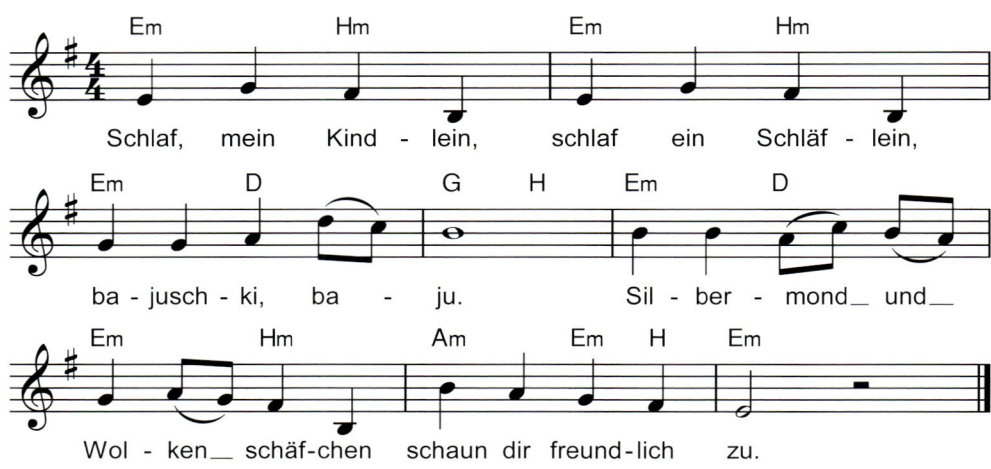

Schlaf, mein Kind - lein, schlaf ein Schläf - lein, ba - jusch - ki, ba - ju. Sil - ber - mond__ und__ Wol - ken__ schäf-chen schaun dir freund-lich zu.

Text / Melodie: traditionell

♥ Dies ist die deutsche Version des alten russischen Wiegenliedes „Bajuschki baju".
Nehmen Sie beim Singen des Liedes die ruhige, fließende Melodie in sich auf und bewegen
Sie sich ganz leicht im Rhythmus der Melodie.
Wiederholen Sie das Lied — mit Text oder auch summend — mehrmals hintereinander.

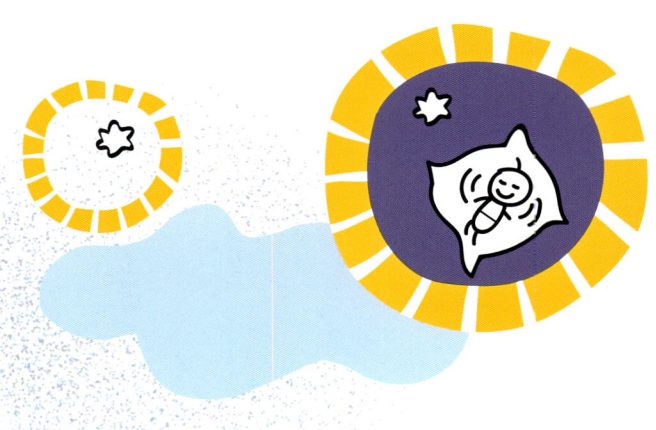

## Blinke, blinke, kleiner Stern  16

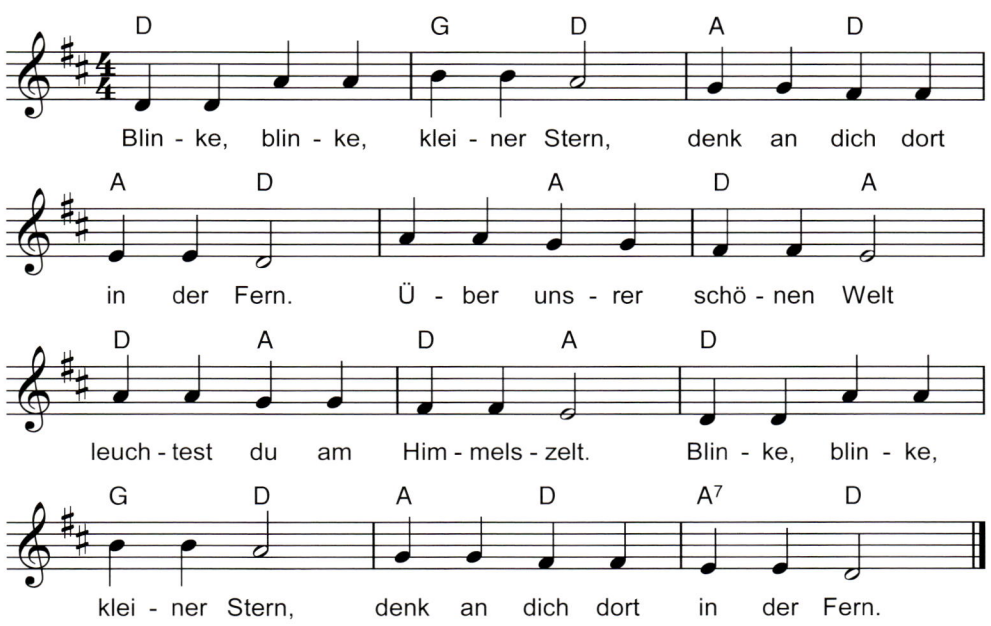

Blin - ke, blin - ke, klei - ner Stern, denk an dich dort in der Fern. Ü - ber uns - rer schö - nen Welt leuch - test du am Him - mels - zelt. Blin - ke, blin - ke, klei - ner Stern, denk an dich dort in der Fern.

Text / Melodie: traditionell
Deutsche Fassung: Sandra Szilagyi

♥ „Twinkle, Twinkle, Little Star" ist eines der beliebtesten Schlaflieder im englischsprachigen Raum. „Blinke, blinke, kleiner Stern" ist die deutsche Fassung dieses bekannten englischen Liedes.

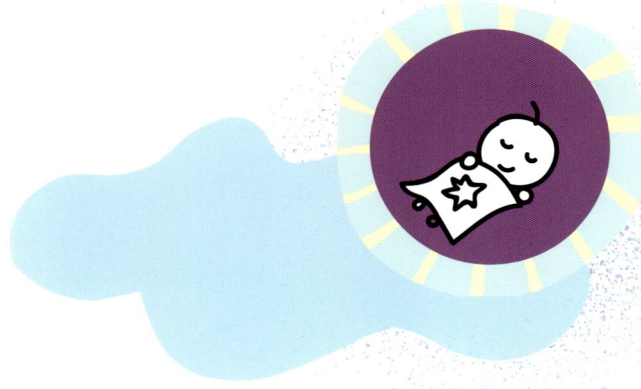

## Schlaf ein

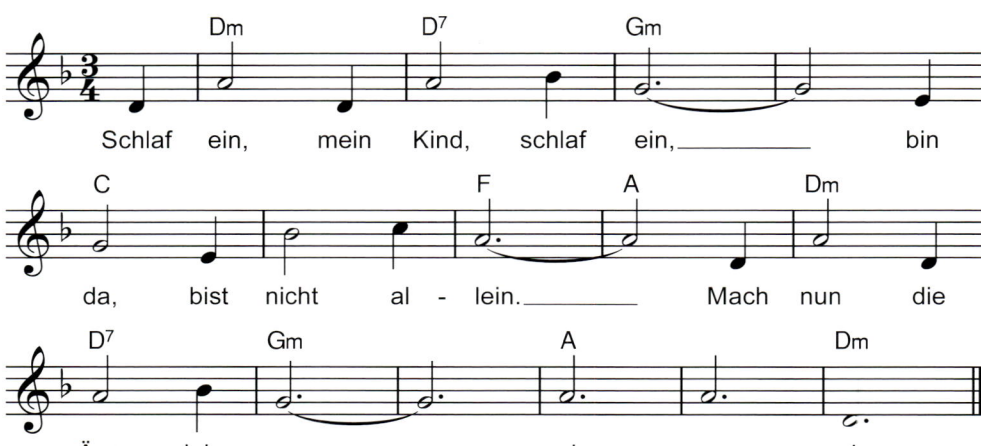

Schlaf ein, mein Kind, schlaf ein,_____ bin

da, bist nicht al - lein._____ Mach nun die

Äug - lein zu,_____ ruh nun, ruh.

Text / Melodie: Carla Häfner

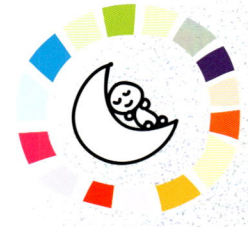

2. Hab einen schönen Traum,
und reis durch Zeit und Raum.
Bin da, bist nicht allein,
träume fein.

♥ Singen Sie Ihrem Kind dieses Lied abends als Gute-Nacht-Lied vor.
Vielleicht summen Sie auch nur die Melodie und streichen während des Singens
über Ihren Bauch. Dies kann zu einem beruhigenden Ritual werden.

♥ Wenn Sie dieses Lied nach der Geburt singen, wiegen Sie Ihr Kind während des Singens
in Ihren Armen. Ihr Kind wird zu den vertrauten Klängen — hoffentlich — bald wohlig einschlafen.

## Wer hat die schönsten Schäfchen 18

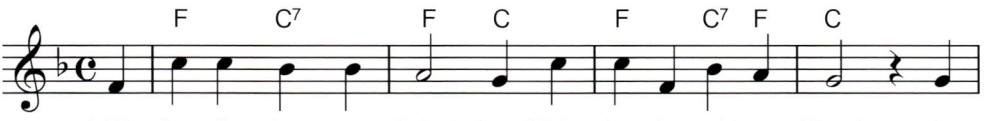

1. Wer hat die schöns-ten Schäf-chen? Die hat der gold-ne Mond, der

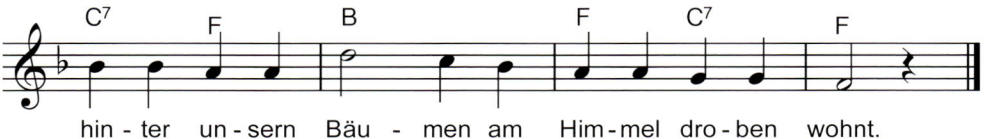

hin - ter un - sern Bäu - men am Him - mel dro - ben wohnt.

Text: August Heinrich Hoffmann von Fallersleben
Melodie: Johann Friedrich Reichardt

2. Er kommt am späten Abend,
wenn alles schlafen will,
hervor aus seinem Hause
zum Himmel leis und still.

3. Dann weidet er die Schäfchen
auf seiner blauen Flur,
denn all die weißen Schäfchen
sind seine Sterne nur.

4. Sie tun sich nichts zuleide,
hat eins das andre gern
wie Schwestern und wie Brüder,
da oben Stern an Stern.

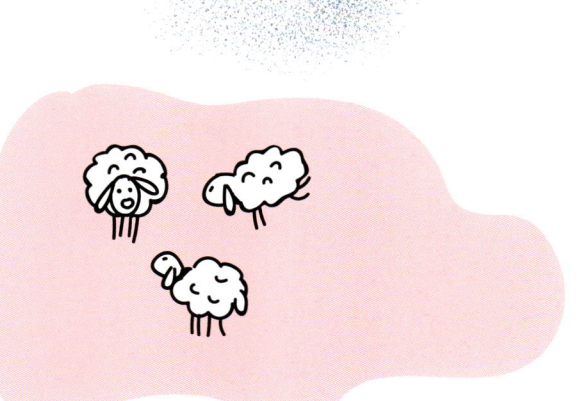

♥ Dieses Lied ist ein altes, sehr beliebtes Wiegenlied. Den Text verfasste der deutsche Dichter August Heinrich Hoffmann von Fallersleben im Jahr 1830. Es wurde von mehreren Komponisten vertont. Die bekannteste und hier auch vorliegende Melodie komponierte Johann Friedrich Reichardt. Viele Kindergenerationen wurden schon mit diesem Lied in den Schlaf gewiegt ...

# III. Wenn Mama fürs Baby im Bauch Musik hört

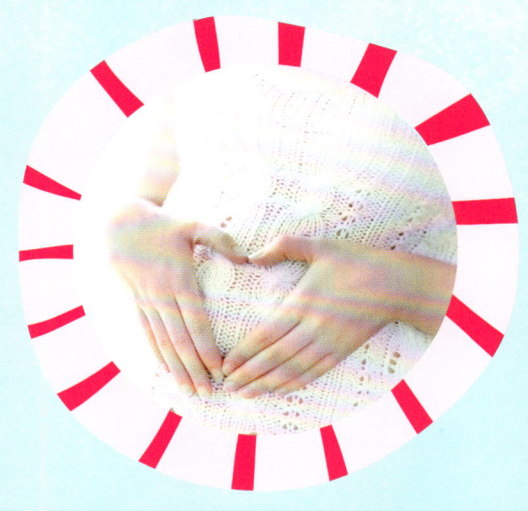

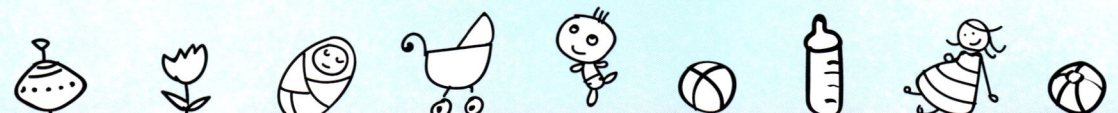

## 1. Welche Musik mag mein Baby?

### Was Mama gefällt

Grundsätzlich ist die Musik, die Sie selbst gerne hören, auch gut für Ihr ungeborenes Kind. Dabei ist es erst einmal egal, um welche Musikrichtung es sich handelt. Ihr Kind ist in der Gebärmutter eng mit Ihnen verbunden und kann Ihre körperliche Reaktion auf die Musik daher „mitfühlen". Wenn Sie beim Hören der Musik entspannen und emotional positiv angesprochen werden, hat dies auch für Ihr Kind einen beruhigenden Effekt.

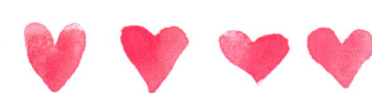

### Vorsicht bei lauter Musik

Insbesondere im letzten Schwangerschaftsdrittel sollten Sie längere Beschallungen mit hoher Lautstärke jedoch vermeiden, denn diese können eine schädliche Wirkung haben. Es gibt Hinweise darauf, dass sie zu dauerhaften Hörschäden und zur Beeinträchtigung der normalen Gehirnentwicklung führen können [32]. Von Besuchen in Diskotheken ist abzuraten, denn die dortige Lautstärke übersteigt häufig die vom Lärmschutzgesetz vorgegebenen Grenzen. Gerade die tiefen Basstöne werden von der Gebärmutter kaum gedämpft, sodass das Kind diesen ungeschützt ausgeliefert ist.

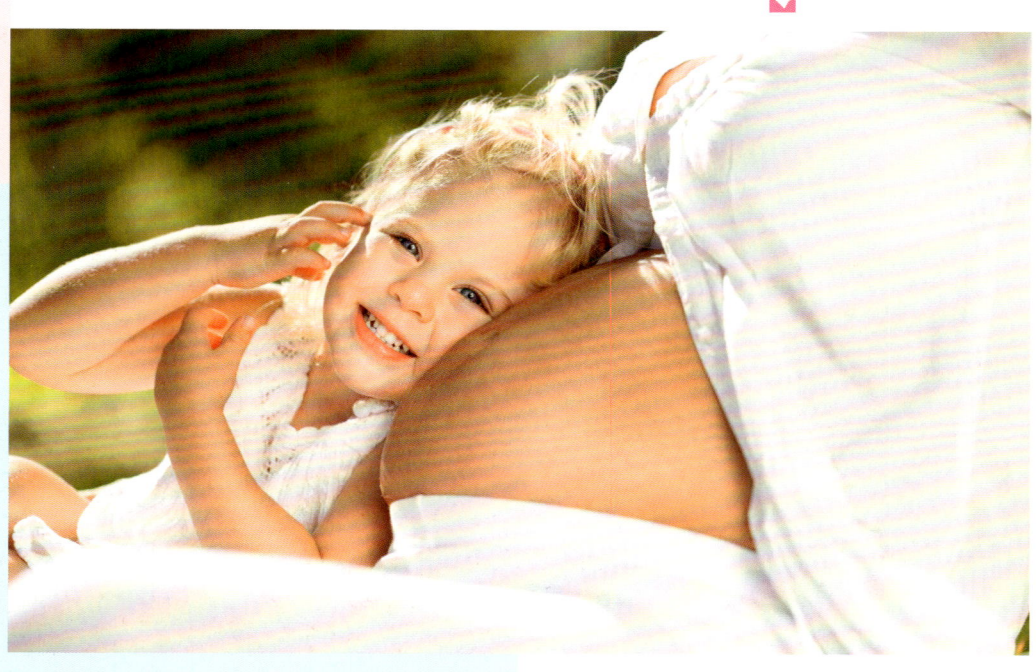

Studien zeigten zudem, dass Dissonanzen, wie sie in der Rockmusik gezielt zur Spannungssteigerung eingesetzt werden, und atonale Musik im Vergleich zu tonaler Musik von den Babys weniger gemocht werden (33–36).

Ihre eigene Einschätzung bezüglich der Art der Musik, der Lautstärke und der Dauer, die für Ihr Kind gut sind, ist in der Regel intuitiv richtig. Hören Sie in sich hinein und achten Sie auf die Reaktion Ihres Kindes. Meist zeigt es seine Abwehr gegen unpassende oder zu laute Musik schon durch deutliche und hektische Körperbewegungen. Aber verlassen Sie sich nicht allein auf diese Reaktion!

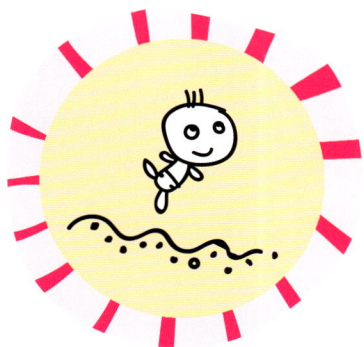

## Das Wichtigste in Kürze:

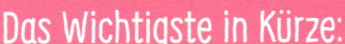

♥ Die Musik, die Sie selbst gerne hören, ist grundsätzlich auch gut für Ihr Kind im Mutterleib.

♥ Extreme Lautstärken sollten Sie jedoch vermeiden. Es besteht die Gefahr von Hörschäden und einer Beeinträchtigung der Gehirnentwicklung.

♥ Dissonante Klänge und atonale Musik haben Ungeborene nicht gern.

## 2. Macht das Hören von klassischer Musik mein Baby intelligenter?

### Der „Mozart-Effekt"

1993 stellte die Psychologin Frances Rauscher in den USA eine Studie vor, bei der eine gesteigerte Gehirnleistung nach dem Hören von Musik von Wolfgang A. Mozart gezeigt wurde [37]. Sie untersuchte dabei 36 College-Studenten. Ein Teil der Studienteilnehmer hörte zehn Minuten lang eine Mozart-Sonate für zwei Klaviere, während die anderen Teilnehmer eine andere Musik hörten oder in einem stillen Raum saßen. In einem anschließenden Intelligenztest fiel auf, dass die Studienteilnehmer, die vorher Mozart gehört hatten, beim „räumlichen Vorstellungsvermögen" deutlich besser abschnitten als die andere Testgruppe. Der sogenannte „Mozart-Effekt" war geboren.

### Klassenzimmer Gebärmutter

Die Ergebnisse sorgten für sehr starkes mediales Interesse. Schnell wurden die Ergebnisse auch auf Babys – und sogar Babys im Mutterleib – übertragen. Es entstand die generelle Auffassung, dass das Hören klassischer Musik die Intelligenz steigere. Dies hatte zur Folge, dass im US-Bundesstaat Florida die Erzieherinnen in den Kindergärten angehalten wurden, den Kindern klassische Musik vorzuspielen. In Georgia sollte sogar jedes Neugeborene eine CD mit klassischer Musik erhalten. Eltern und Schwangere begannen, ihren Kindern während der Schwangerschaft und nach der Geburt Mozart-Musik vorzuspielen.

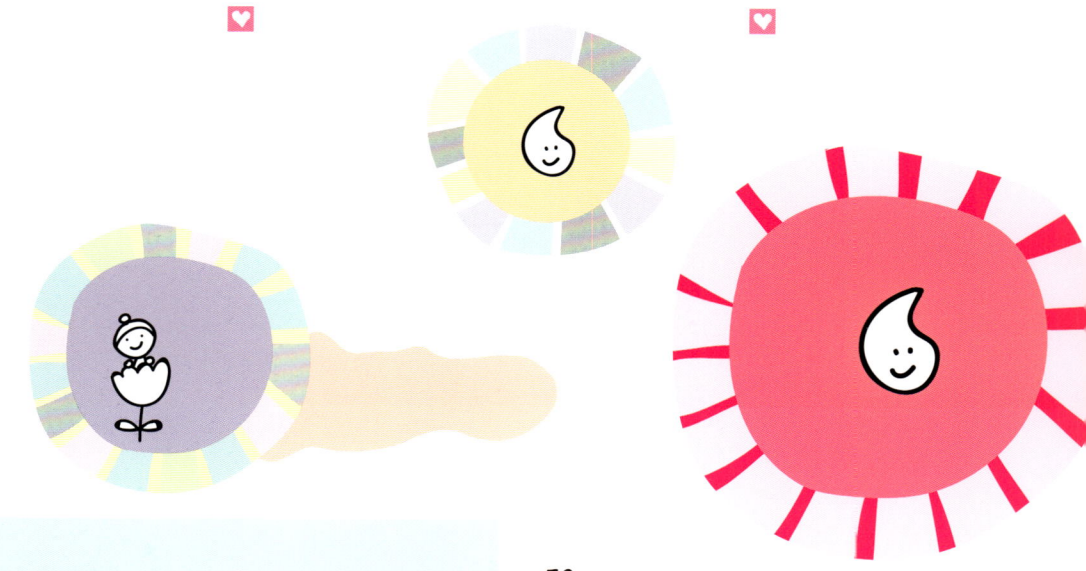

Schnell entwickelte sich hieraus eine ganze Industrie: Verschiedenste CDs mit klassischer Musik für Babys – und natürlich besonders Mozart-Musik – kamen auf den Markt und zusätzlich auch spezielle „Kopfhörer"-Geräte, die direkt auf die Bauchdecke der Mutter gespannt werden konnten, um das Ungeborene direkt mit dieser Musik zu beschallen.

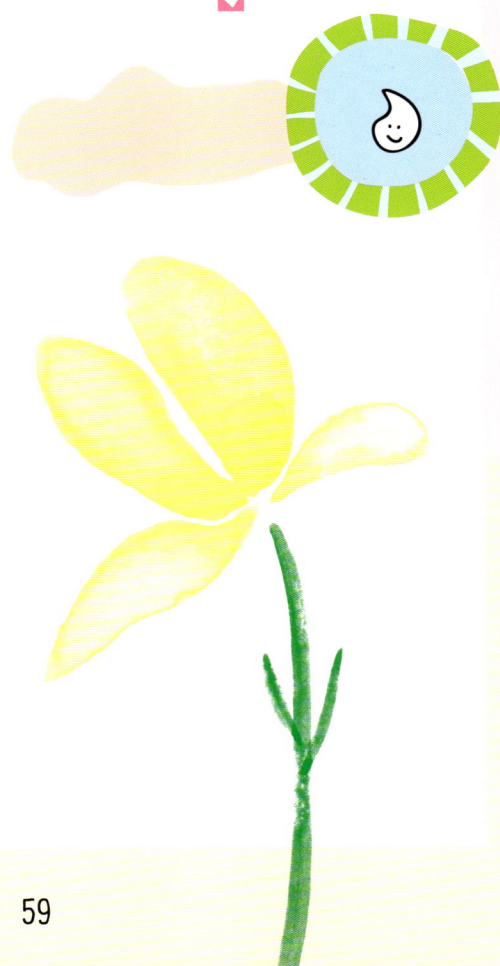

Mittlerweile ist es in der Forschung sehr umstritten, ob der beschriebene „Mozart-Effekt" tatsächlich existiert. Einige Folgestudien belegten ihn, viele wiederum nicht. Unabhängig davon ist grundsätzlich zu bedenken, dass bei der beschriebenen Studie in keiner Weise Babys – sei es vor oder nach der Geburt – untersucht wurden. Zudem war der gezeigte Effekt kurzfristig. Er hielt nur 20 bis 30 Minuten an. Ein lang andauernder Effekt im Sinne einer anhaltenden Intelligenzsteigerung war nicht festzustellen. Falls es durch das Hören von klassischer Musik beim Kind im Mutterleib oder auch beim Kind nach der Geburt tatsächlich zu einer Intelligenzsteigerung kommen sollte, so ist diese – zumindest durch die erwähnten Studienergebnisse – nicht belegt.

Eine Förderung der Leistungsfähigkeit des kindlichen Gehirns im Mutterleib durch gezielte Stimulation von außen während des letzten Schwangerschaftsdrittels – z. B. durch Musik – ist grundsätzlich aber denkbar. Denn das Gehirn ist in dieser Entwicklungsphase besonders formbar und die Reifung des Hörsystems von frühen Hörerfahrungen von außen abhängig. Durch die Stimulation werden wichtige Nervenbahnen immer wieder aktiviert, damit verstärkt und das Gehör dadurch verfeinert (siehe S. 23).

## Keine Kopfhörer für den Bauch!

Vom Beschallen des Bauches mit Hilfe von „Kopfhörern" soll hier aber in jedem Fall abgeraten werden. Es wurde bisher kein gesicherter Nutzen festgestellt, und es besteht die Möglichkeit einer Schädigung des kindlichen Gehörs und einer Beeinträchtigung der kindlichen Gehirnentwicklung durch die Überstimulation. Diese Warnung findet sich auch in den Ausführungen des Committees on Environmental Health der AAP (American Academy of Pediatrics) zum Schutz von Föten und Neugeborenen vor Lärm (38).

## Ein Plädoyer für Musik als Selbstzweck

An dieser Stelle ist vielleicht auch der richtige Platz für eine kleine Mahnung: Wäre es nicht schade, Musik nur zu hören, um „zu fördern"? Damit wird Musik reduziert zu einem „Mittel zum Zweck". Dabei ist Musik doch viel mehr: Sie ist lebendige Sprache. Sie kann Emotionen transportieren. Manchmal bringt sie uns zum Träumen, manchmal kann sie uns trösten und manchmal bringt sie uns dazu, aufzustehen und zu tanzen. Wenn Sie Musik hören und sich daran erfreuen, dann stimmen Sie auch Ihr Kind schon auf Musik im Leben ein.

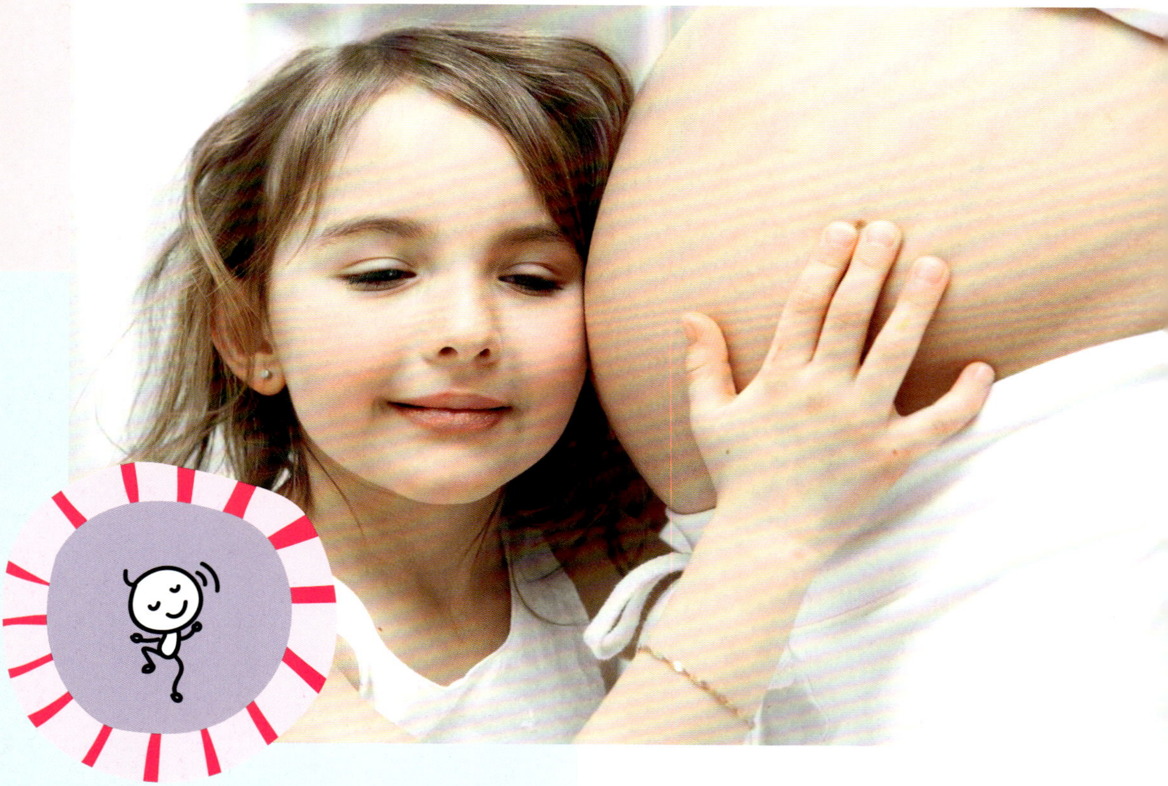

2. Macht das Hören von klassischer Musik mein Baby intelligenter?

Wenn Sie sich entspannen, dann tut das auch Ihrem Kind gut. Unabhängig von einem möglichen „Nutzen" im Sinne einer direkten Förderung „lohnt" sich das Hören von Musik in der Schwangerschaft also unbedingt.

„Musik und Rhythmus finden den Weg zu den geheimsten Plätzen der Seele." (39)

Platon, Philosoph

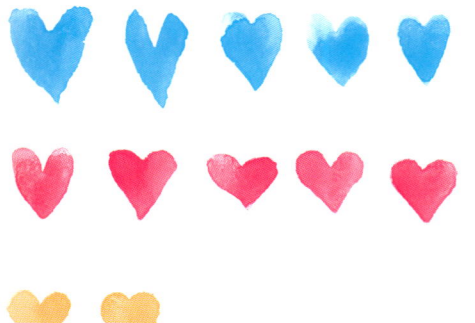

♥ Der Begriff „Mozart-Effekt" entstand durch ein Experiment mit College-Studenten, bei denen nach dem Hören von Mozart-Musik eine kurzzeitige Leistungssteigerung beobachtet wurde. Der Effekt ist mittlerweile umstritten.

♥ Die verbreitete Meinung, dass das Hören klassischer Musik bei Babys die Intelligenz steigere, ist durch Studiendaten nicht belegt.

♥ Eine Förderung der Leistungsfähigkeit durch Hören von Musik im letzten Drittel der Schwangerschaft ist aber durchaus denkbar, denn: Das Gehirn ist in dieser Phase besonders formbar.

♥ Die Beschallung mit „Kopfhörern" ist aufgrund der Möglichkeit einer Hör- oder Entwicklungsschädigung des Ungeborenen nicht zu empfehlen.

# IV. Wenn Mama entspannt

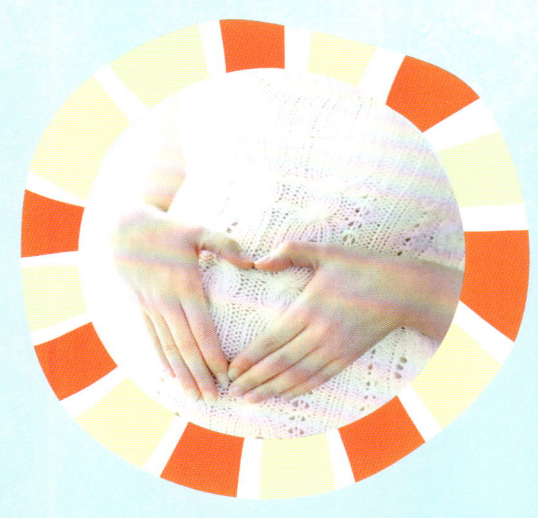

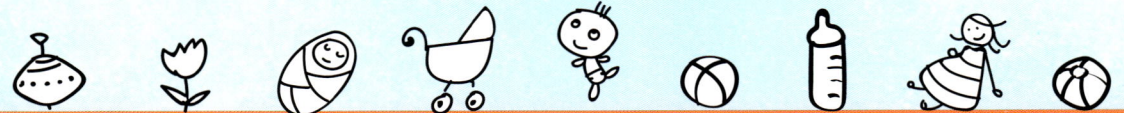

# 1. Kann mir Musik bei der Geburtsvorbereitung helfen?

**Der Geburtstermin rückt näher**

Je näher der errechnete Geburtstermin rückt, umso häufiger mischen sich bei Schwangeren unter die Gefühle der Vorfreude auch Gefühle der Angst: Angst vor den Geburtsschmerzen, Angst davor, während der Geburt die Kontrolle zu verlieren und einer ungewissen Situation ausgeliefert zu sein, und Angst, dass irgendetwas nicht gut laufen und die Gesundheit des Kindes gefährden könnte. Diese Ängste sind ganz normal. Besprechen Sie Ihre Ängste mit Ihrer Hebamme. Allein die Tatsache, sich diese einzugestehen und auszusprechen, kann schon sehr befreiend wirken.

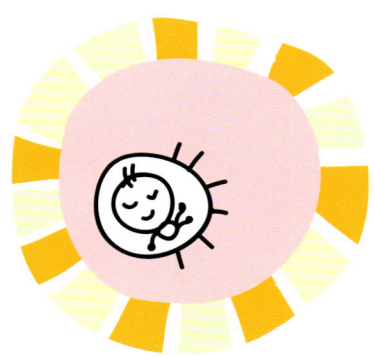

Es gibt auch Möglichkeiten, mit diesen Ängsten ganz gezielt umzugehen und sich auf die Geburtssituation aktiv vorzubereiten.

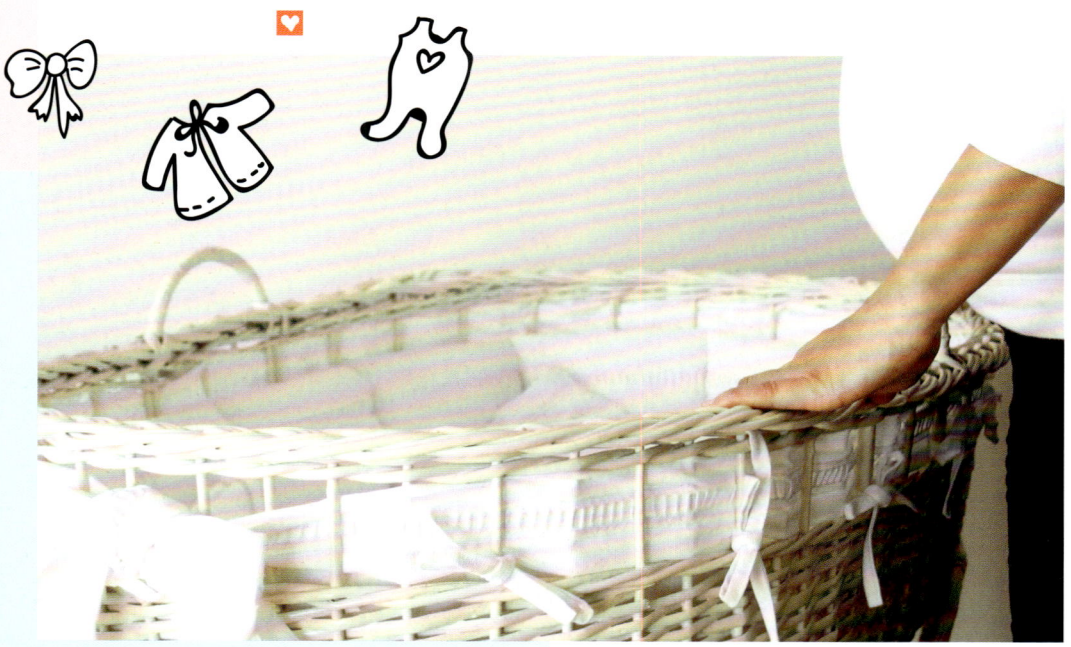

64

## Vom Atmen und Tönen

Ganz entscheidend in diesem Zusammenhang ist das Üben einer bewussten Atmung. Die „richtige" Atmung ist das wichtigste Werkzeug unter der Geburt. Sie kann den Wehenschmerz erträglicher machen und gewährleistet die Sauerstoffversorgung des Kindes.

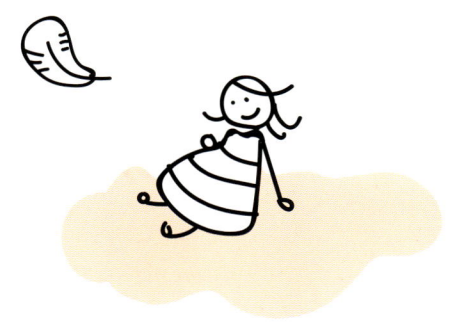

Ganz intuitiv reagieren die meisten Menschen auf Schmerzen mit einem Anhalten des Atems. Während der Geburt führt dies jedoch zu einer Verkrampfung der Muskulatur und die Schmerzen werden verstärkt.

Im folgenden Praxisteil finden Sie einige Hinweise zur Durchführung von Atemübungen (siehe S. 70). In Ihrem Geburtsvorbereitungskurs werden Sie weitere Tipps zum Atmen erhalten und Techniken üben können.

Besonders das Ausatmen auf tiefen Tönen (auf Vokale wie A, O, U) kann helfen, nicht zu verspannen und eine ruhige und tiefe Atmung beizubehalten. Probieren Sie dieses sogenannte „Tönen" unbedingt auch vor der Geburt aus, um herauszufinden, wie es für Sie funktioniert. So können Sie es in der Geburtssituation gezielt anwenden und davon profitieren.

„Schwangere Frauen müssen für ihren Körper Sorge tragen. Ihr Gemüt aber sollen sie frei halten von Sorgen, denn das werdende Kind nimmt vieles von der tragenden Mutter an, wie die Pflanze vom Erdreich, in dem sie wurzelt." (40)

Aristoteles, Philosoph

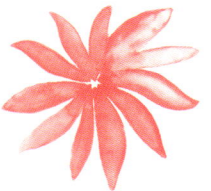

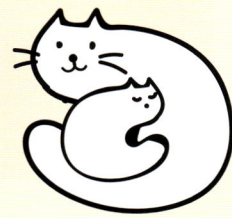

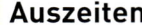

## Auszeiten

Während der Schwangerschaft unterliegt Ihr Körper ständigen Veränderungen und vollbringt Höchstleistungen. Ihr Kind ist dabei Teil Ihres Körpers und damit in Ihre körperlichen Vorgänge eingebunden. In dieser Zeit ist es wichtig, Phasen der Entspannung einzuplanen, um neue Energie zu schöpfen.

Machen Sie sich bewusst, dass es von Ihnen nicht egoistisch und auch kein Zeichen von Schwäche ist, wenn Sie sich zurücknehmen und versuchen, übermäßigen Stress zu vermeiden. Der Gesundheit Ihres Babys kommt es direkt zugute. Starker, andauernder Stress kann langfristig einen negativen Effekt auf Ihr Kind haben und verschiedene Krankheiten im späteren Leben begünstigen.

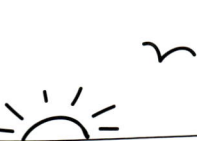

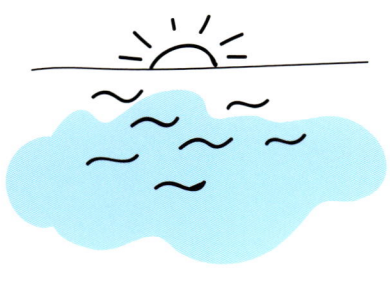

„Eine halbe Stunde Meditation ist absolut notwendig – außer wenn man sehr beschäftigt ist. Dann braucht man eine ganze Stunde." (41)

St. Francis de Sales,
Bischof von Genf

Eine Fantasiereise zu den Klängen der Natur kann es Ihnen zum Beispiel ermöglichen, sich von einer unruhigen Umgebung abzuwenden und Ihre Aufmerksamkeit nach innen zu richten. Sie „reisen" mit Hilfe Ihrer eigenen Vorstellungskraft, wobei die „Reiseroute" von akustischen Aufforderungen geleitet wird. Während der Fantasiereise entfernen Sie sich immer weiter von der äußeren Welt und lassen Stressmomente, belastende Gedanken und Gefühle hinter sich.

Je stärker Sie sich mit Ihrer Fantasie auf die Reise einlassen, je intensiver Ihre Gedanken in der Fantasiewelt gebunden werden, umso tiefer ist der körperliche und geistige Entspannungszustand, den Sie erreichen. Ihr Pulsschlag wird langsamer, Ihre Atmung wird tiefer, Ihr Blutdruck wird gesenkt. Meist gelingt dies umso besser, je häufiger Sie die Übungen machen. Gönnen Sie sich diese Auszeiten (siehe auch S. 73).

1. Kann mir Musik bei der
Geburtsvorbereitung helfen?

Ein bewusstes Entspannen mit Hilfe
von Yoga oder autogenem Training
kann ebenfalls sehr hilfreich sein, um
Ängste vor der Geburt und allgemei-
nen Stress abzubauen. Auch das Hören
von Entspannungsmusik kann Ihnen in
der Schwangerschaft helfen, zur Ruhe
zu kommen und Verspannungen zu
lösen. Typische Entspannungsmusik
ist Musik mit einem Tempo von ca. 60
Schlägen pro Minute, was einem langsamen Pulsschlag in Ruhe entspricht.
Die Musik ist häufig relativ einfach mit
sich wiederholenden Sequenzen. Auch
klassische Musik kann zur Entspannung eingesetzt werden (siehe auch
S. 77).

„Die schönsten Erinnerungen sind stets
Erlebnisse, für die man sich Zeit genom-
men hat. Ich weiß genau, dass ich immer
durchs Leben gehetzt bin, zu viel Ungeduld und Rastlosigkeit im Gepäck gehabt,
zu viele Chancen verpasst, zu viele
wertvolle Menschen im aufgewirbelten
Staub übersehen habe." (42)

Charles Kuralt,
amerikanischer Nachrichten-
korrespondent

## Das Wichtigste in Kürze:

♥ Das bewusste Atmen ist ein wichtiges
Werkzeug unter der Geburt. Das soge-
nannte „Tönen" kann helfen, während der
Geburt ruhig weiterzuatmen.

♥ Übermäßiger Stress während der
Schwangerschaft kann dem ungeborenen
Kind schaden.

♥ Bewusstes Entspannen, zum Beispiel
mit Fantasiereisen, kann Stress und
Ängste vor der Geburt abbauen.
Entspannungsmusik kann helfen, zur
Ruhe zu kommen.

## 2. Kann Musik die Geburt erleichtern?

### Entspannungsmusik im Kreißsaal

In vielen Zahnarztpraxen ist der Einsatz von Musik zur Schmerzlinderung und Entspannung längst üblich. Lässt sich die beruhigende Wirkung der Musik auch für die Geburtssituation anwenden?

Neueste Untersuchungsergebnisse sagen: Ja! Laut einer im Jahre 2014 publizierten Studie eines türkisch-amerikanischen Forscherteams (43) verringert das Hören von Musik während der Geburt die Geburtsschmerzen und die mit der Geburt verbundenen Ängste. In der Studie gaben die Mütter, die während der Geburt Musik hörten, deutlich weniger Schmerzen und Angst an als die Mütter, die keine Musik hörten. Auch die Vitalwerte der Mütter und der Neugeborenen direkt nach der Geburt waren besser in der Gruppe, die Musik hörte, und der Bedarf an Schmerzmitteln nach der Geburt war geringer.

Viele verschiedene Faktoren könnten bei dieser Wirkung eine Rolle spielen: So kann sich die Gebärende während der Geburt auf die Musik konzentrieren und sich auf diese Weise von den Geburtsschmerzen ablenken. Auch störende Krankenhausgeräusche rücken in den Hintergrund. Durch den gleichmäßigen Rhythmus der Musik kann das Atmen unterstützt werden, sodass Verkrampfungen gelöst werden. Zudem fördern die positiven Assoziationen mit selbst ausgewählter, vertrauter Musik an sich schon ein Entspannen.

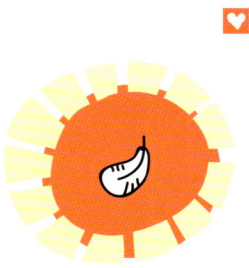

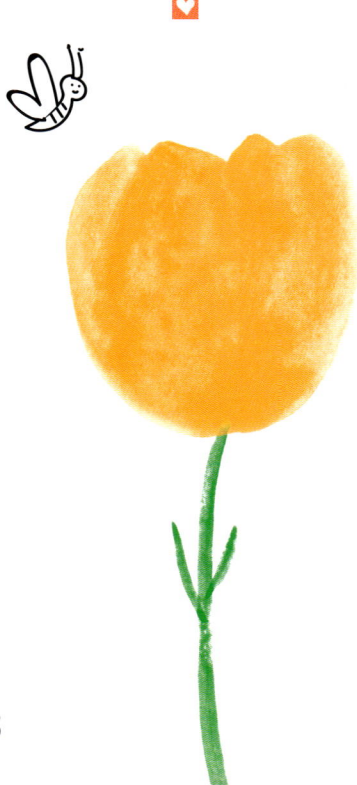

68

## Einfach mal ausprobieren!

Mittlerweile gibt es in Deutschland in den meisten Kreißsälen die Möglichkeit, während der Geburt Musik zu hören. Wenn Sie selbst das Gefühl haben, dass Ihnen Musik während der Geburt helfen könnte, dann packen Sie doch einige Musik-CDs in Ihre Geburtstasche ein und probieren Sie aus, wie die Musik „vor Ort" auf Sie wirkt.

Bringen Sie sich Musik mit, die Sie selbst gerne hören und die Sie emotional positiv anspricht. Die Auswahl der Musik im Vorfeld gibt dabei auch Gelegenheit, sich gedanklich mit der Geburt auseinanderzusetzen. Auch dies kann helfen, sicherer in die gesamte Geburtssituation hineinzugehen. Falls die Sie betreuende Hebamme auch bei der Geburt dabei sein wird, ist es sinnvoll, mit ihr über Ihre Pläne zu sprechen, damit sie Sie während der Geburt in Ihren Wünschen unterstützen kann.

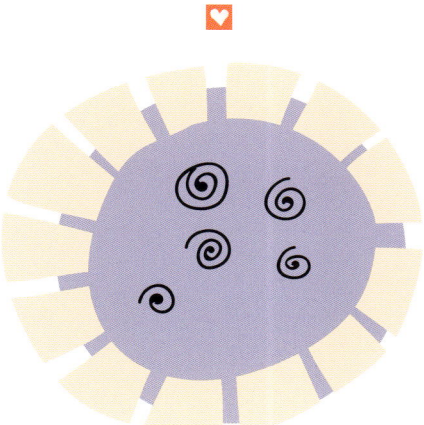

## Das Wichtigste in Kürze:

♥ Das Hören von Musik während der Geburt kann Geburtsschmerzen und die mit der Geburt verbundenen Ängste verringern.

♥ Der gleichmäßige Rhythmus der Musik hilft, unter der Geburt eine ruhige Atmung beizubehalten.

# 3. Anregungen für die Praxis

## Vorab

Während der Schwangerschaft findet jeder Entspannung auf seine ganz eigene, individuelle Weise. Während der eine beim Hören von Musik abschaltet, entspannt der andere bei einer Fantasiereise oder bei ruhigen Atemübungen. Versuchen Sie herauszufinden, was für Sie am besten „funktioniert".

Probieren Sie aus, beim Ausatmen ein langes und tiefes *„Aaaaah"*, *„Ooooh"* oder *„Uuuuuh"* zu sagen bzw. zu singen (sogenanntes „Tönen", siehe S. 65). Auch bei der in diesem Buch vorgestellten Atemübung lässt sich das Tönen gut üben, indem Sie jeweils „mit Stimme" ausatmen.

## Atemübungen

Atmen Sie beim bewussten Atmen immer durch die Nase ein und durch den Mund aus. Ihr Mund sollte beim Ausatmen ganz locker sein. Atmen Sie tief in den Bauch ein und langsam wieder aus. Versuchen Sie, in Ihrer Atmung ruhig zu bleiben.

Versuchen Sie, für die Atemübung eine bequeme Körperhaltung zu finden. Legen Sie sich hierfür auf eine weiche Unterlage, z. B. eine Gymnastikmatte.

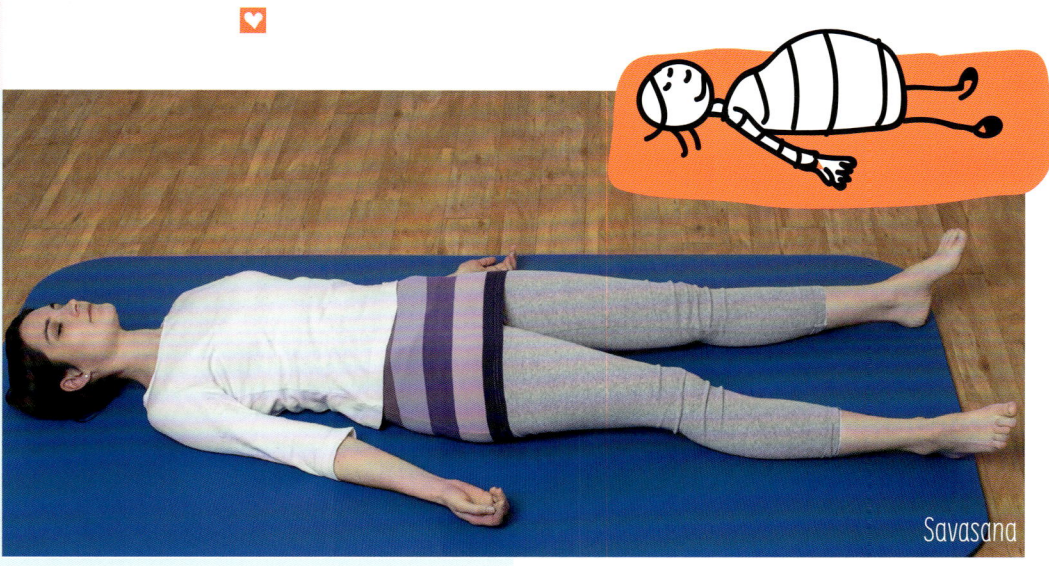

Savasana

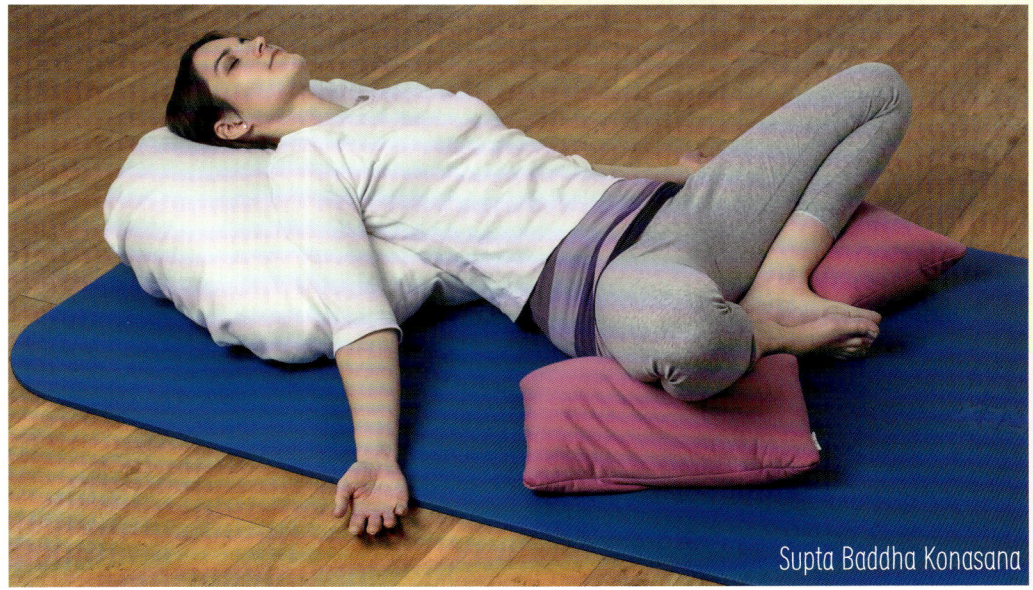

Supta Baddha Konasana

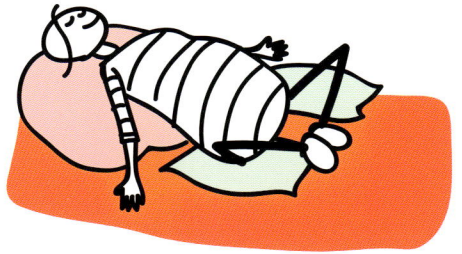

In der frühen Schwangerschaft – etwa bis zur 24. Schwangerschaftswoche – ist es in der Regel noch problemlos möglich, sich flach auf den Rücken zu legen (Füße mattenweit, Fußspitzen nach außen fallen lassen, Arme etwa 45 Grad abgespreizt, Handflächen nach oben). Diese Lage wird im Yoga als „Savasana" bezeichnet.

Spätestens ab der ca. 30. Schwangerschaftswoche empfiehlt es sich, mit deutlich erhöhtem Rücken zu liegen. Manchmal ist es auch gar nicht mehr möglich, auf dem Rücken zu liegen. Hier lässt sich eine Alternative in Seitenlage oder aufrecht sitzend (an eine Wand gelehnt) finden, auch wenn dies – bezogen auf den Atem – nicht optimal ist.

Eine weitere Möglichkeit ist es, sich auf eine sogenannte „Atemrolle" (z. B. ein Stillkissen zu einer schiefen Ebene geformt) zu legen und die Beine in eine Winkelhaltung zu bringen. Im Yoga bezeichnet man diese Lage als „Supta Baddha Konasana".

Versuchen Sie, sich auf die Entspannung einzulassen, aber dennoch nicht einzuschlafen, sondern die Übungen aktiv mitzugestalten.

# Den Körper vertrauensvoll „abgeben" 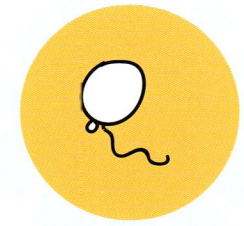 19

Text: Sabine Boysen, Hebamme und Yoga-Lehrerin
© 2016 Schott Music GmbH & Co. KG, Mainz

Hinweis: Bei der CD-Aufnahme wird für die Ansprache das „Du" verwendet. Dies ist weniger
distanziert als das „Sie" und erlaubt es Ihnen,
sich besser auf die Übung einzulassen.

Mache es dir bequem. Lege dich so hin,
wie es für dich angenehm ist. Nimm dir
Zeit dafür.

Wenn du deine Haltung gefunden hast,
dann nimm wahr, wie die Erde dich
trägt – dich und dein noch ungeborenes
Kind.

Spüre, wie dein Körper auf der Unterlage liegt. Lenke deine Aufmerksamkeit
ganz auf deinen Körper.

Deine rechte Ferse ..., deine rechte
Wade ..., dein rechter Oberschenkel ...,
dein rechtes Becken ... Lass los, gib das
Gewicht an die Erde ab.

Genauso links: Deine linke Ferse ...,
deine linke Wade ..., dein linker Oberschenkel ..., dein linkes Becken ... Lass
los, gib das Gewicht an die Erde ab.

Vertrau dich der Erde an. Sie wird dich
und dein Kind tragen.

Je mehr Gewicht du abgibst, umso
mehr kannst du loslassen.

Lass die Körpervorderseite immer
mehr in die Körperrückseite sinken.

Lenke deine Aufmerksamkeit nun auf
deinen Atem. Nimm deine Atembewe-
gungen wahr.

Spüre, wie sich deine Bauchdecke beim
Einatmen hebt und beim Ausatmen
wieder senkt. Hebt – und senkt. Hebt –
und senkt.

Vertraue voll und ganz dieser immer
wiederkehrenden Bewegung in dir.

Dein Gesicht ist weit und weich, es ist
ganz entspannt.

Beim Einatmen breitet sich dein Atem
von der Rückseite zur Vorderseite aus –
wie eine Umarmung für dein Kind: von
der Nierengegend über die seitlichen
Rippen nach vorn und dann nach oben
in Richtung Brustraum.

Jeder Atemzug gibt euch Kraft, Nahrung und Vertrauen, die ihr beide jetzt
in der Schwangerschaft braucht.

Mit jedem Ausatmen kannst du unnötig
Belastendes an die Erde abgeben. Sie
trägt euch beide.

## Fantasiereisen

Die hier vorgestellte Fantasiereise zum Thema „Meer" ist ein Beispiel für derartige Reisen. Vielleicht hat für Sie aber auch die Vorstellung einer Frühlingswiese, eines Spaziergangs durch einen Wald oder der Gedanke an die Stille und unendliche Weite der Wüste eine besonders beruhigende Wirkung. Fantasiereisen können Sie an die verschiedensten Orte führen, um zu entspannen und Kraft zu schöpfen.

Legen Sie sich für die Fantasiereise bequem hin. Halten Sie sich während der Meditation warm. Decken Sie sich ggf. mit einer Decke zu. Ein leicht abgedunkelter Raum fördert das „Zur-Ruhe-Kommen".

Beachten Sie, dass während der eintretenden Entspannung auch die Blase entspannt und daher oft Harndrang entsteht. Bevor Sie sich auf eine Fantasiereise begeben, ist es daher sinnvoll, noch einmal auf die Toilette zu gehen.

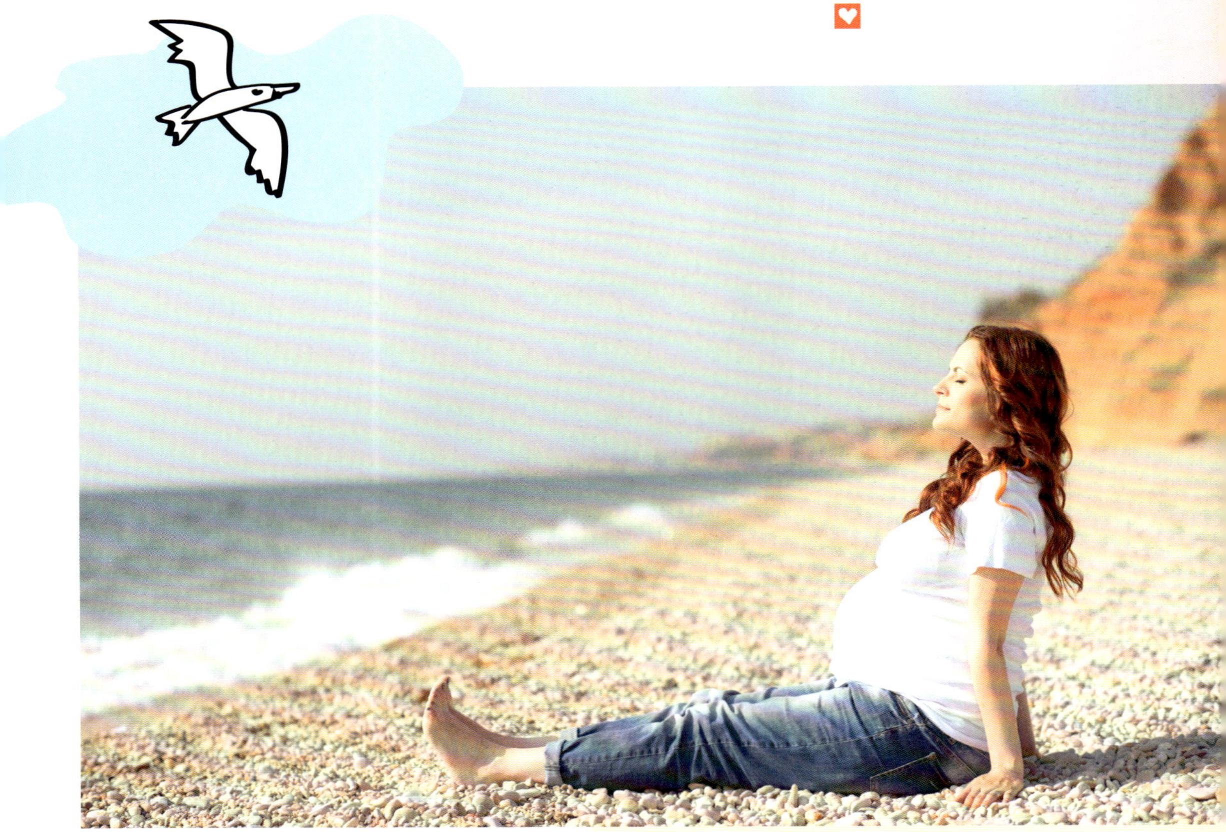

## Am Meer 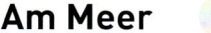 20

Text: Carla Häfner

© 2016 Schott Music GmbH & Co. KG, Mainz

Hinweis: Bei der CD-Aufnahme wird für die Ansprache das „Du" verwendet. Dies ist weniger distanziert als das „Sie" und erlaubt es Ihnen, sich besser auf die Übung einzulassen.

Mache es dir bequem. Lege dich so hin, wie es für dich angenehm ist. Schließe nun deine Augen.

♥

Du atmest tief ein und aus, ein – und aus, ein – und aus. Bei jedem Einatmen spürst du, wie sich deine Bauchdecke hebt, bei jedem Ausatmen spürst du, wie sich deine Bauchdecke wieder langsam senkt.

♥

Immer wieder hebt und senkt sich deine Bauchdecke im Rhythmus deines Atems. Mit jedem Ausatmen entspannt sich deine Muskulatur mehr. Alle Anspannung fließt aus deinem Körper.

♥

Du merkst, wie du immer mehr zur Ruhe kommst, immer ruhiger wirst, immer mehr loslässt, dich immer mehr fallen lässt.

♥

Die Gedanken kommen und gehen, sie sind jetzt ganz ohne Bedeutung. Lass sie ziehen, du brauchst sie jetzt nicht.

Spüre deinen Körper, wie er immer schwerer wird, gebe dich ganz diesem Gefühl hin.

♥

Deine Hände und Arme sind schwer, dein Nacken und deine Schultern sind schwer, deine Füße und Beine sind schwer, dein ganzer Körper ist schwer. Du bist nun vollkommen entspannt. Ganz ruhig und entspannt liegst du da.

♥

Stell dir nun vor, es ist ein warmer Sommertag, du stehst an einem weiten Strand. Spüre die warmen Sonnenstrahlen auf deiner Haut und spüre den warmen weichen Sand unter deinen Füßen.

♥

Ein sanfter warmer Wind streicht über deine Haut. Du schaust auf das weite Meer hinaus, die Sonne glitzert auf dem blauen Wasser. Du beobachtest die gleichmäßigen Bewegungen der Wellen, du hörst das leise Rauschen der Wellen und draußen auf dem Meer ein paar Möwen. Der Rhythmus des Meeres beruhigt dich.

♥

Endlos scheint das Meer zu sein, unendlich weit. Alles erscheint klein und unbedeutend im Vergleich zu diesem unendlich weiten Meer.

♥

Plötzlich spürst du, wie ein Gefühl von Weite und Unbegrenztheit in dir aufsteigt, ein Gefühl von grenzenloser Freiheit. Du atmest tief ein und aus. Salzige, frische Luft durchströmt deinen Körper, erfrischt dich.

♥

Nun möchtest du das salzige Meereswasser auf deiner Haut spüren. Du gehst langsam zum Meer, bis deine Füße das Wasser erreichen und deine Knöchel sanft von den regelmäßigen Wellenbewegungen des Wassers umspült werden. Angenehm warm ist das Wasser.

Dieses angenehme Gefühl lässt dich noch weitergehen. Das Wasser umspült deine Unterschenkel, deine Oberschenkel, deine Hüften, deinen Bauch, deinen ganzen Körper.

♥

Ganz ruhig bewegst du dich im Wasser, spürst das warme Wasser um dich herum. Du bist nun ein Teil dieses Meeres, dieser Kraft, dieser Unendlichkeit. Bleib einmal stehen und merke, wie die Wellen deinen Körper sanft hin und her bewegen. Genieße dieses Gefühl. Gebe dich ganz deinen Empfindungen hin.

♥

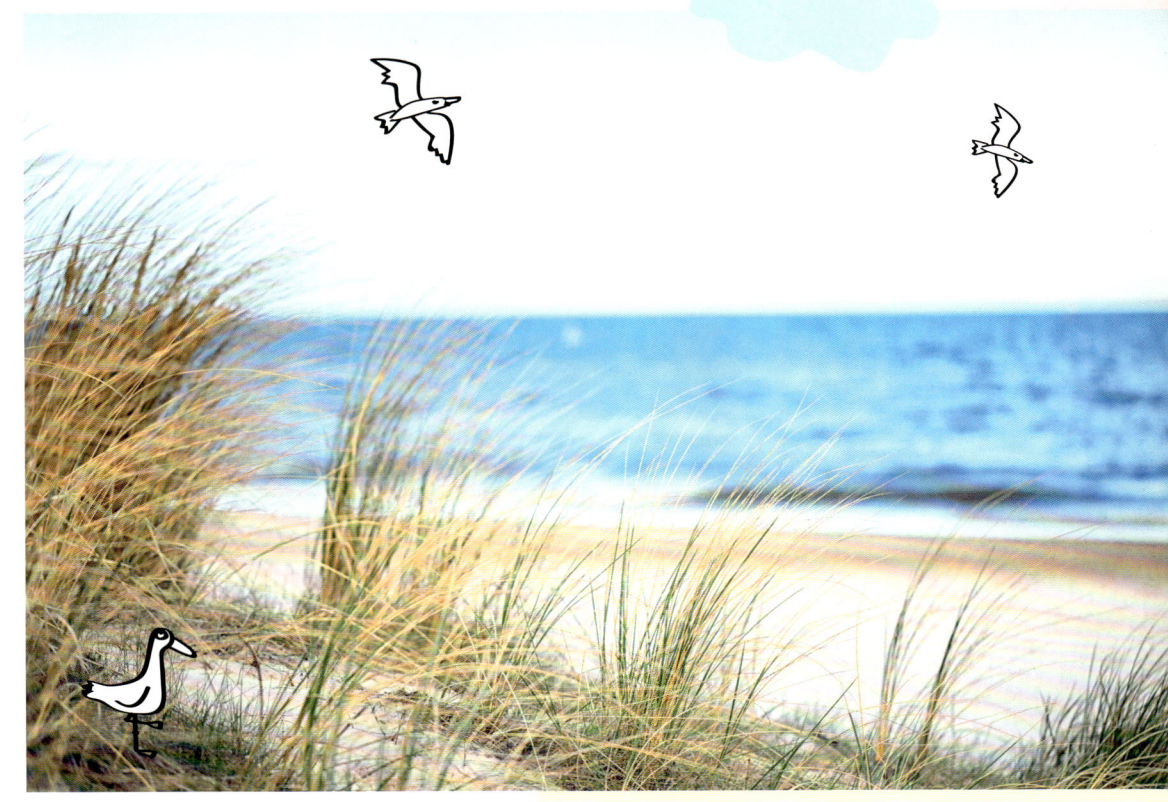

Langsam gehst du wieder aus dem Wasser heraus – an den Strand zurück. Du spürst den warmen weichen Sand unter deinen Füßen. Die Sonnenstrahlen wärmen deine Haut.

Du legst dich bequem auf ein großes Handtuch. Du genießt es, einfach nur dazuliegen, zu entspannen, nichts zu tun.

Über dir sind der blaue Himmel und die Sonne, die dich wärmt, im Hintergrund das Meeresrauschen.

Eine tiefe Ruhe und Zufriedenheit durchströmt deinen Körper. Du bist ganz entspannt, dein Körper ist wohlig warm. Alles ist gut, so wie es jetzt gerade ist. Genieße dieses angenehme Gefühl.

Es ist nun an der Zeit, den Strand zu verlassen. Lass deine Augen noch geschlossen. Konzentriere dich auf die Stimme. Sie führt dich nun wieder zurück ins Hier und Jetzt.

Du wirst langsam wieder wach, nimmst alles um dich herum wieder wahr. Die Schwere deines Körpers lässt nach, du fühlst dich wieder leichter und beweglicher.

Du reckst und streckst dich, spannst alle Muskeln deines Körpers an und spürst dabei die Kraft und Energie in dir. Öffne nun deine Augen.

Du bist wieder ganz hier, in diesem Raum. Du fühlst dich frisch und erholt. Du bist ganz wach. Bleibe noch einen Moment liegen. Atme noch einmal tief ein und aus. Lass die Empfindungen, die du gehabt hast, noch ein wenig auf dich wirken. Und nimm sie mit in deinen Alltag.

Wann immer du möchtest, schließt du kurz deine Augen und erinnerst dich an die unendliche Weite des Meeres und das Gefühl der tiefen Entspannung.

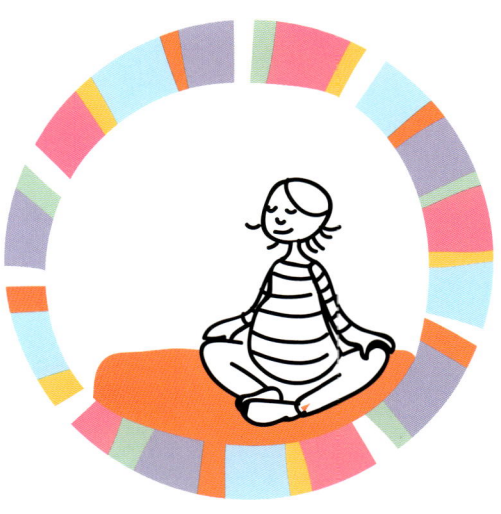

## Entspannungsmusik

Auf der beiliegenden CD findet sich von Track 21 bis 25 eine Auswahl klassischer Musikstücke, die sich besonders gut zum Entspannen eignet. Probieren Sie aus, wie die Musik auf Sie wirkt. Setzen oder legen Sie sich bequem hin. Vielleicht machen Sie sich einen warmen Tee. Schließen Sie die Augen und lauschen Sie den ruhigen Klängen. Genießen Sie diese kurze Auszeit. Vielleicht wollen Sie aber auch einen Spaziergang machen und dabei die Musik über Kopfhörer hören.

Wenn Sie noch mehr Bedarf an derartiger Musik haben: Der Markt bietet eine große Auswahl – von Klassik bis hin zu Naturgeräuschen.

21 Gabriel Fauré: Pavane op. 50

22 Camille Saint-Saëns: *Der Schwan* (aus: *Karneval der Tiere*)

23 Frédéric Chopin: Nocturne Es-Dur, op. 9, Nr. 2

24 Johann Sebastian Bach: Air (aus: Suite Nr. 3 D-Dur, BWV 1068)

25 Irische Volksweise: *Greensleeves*

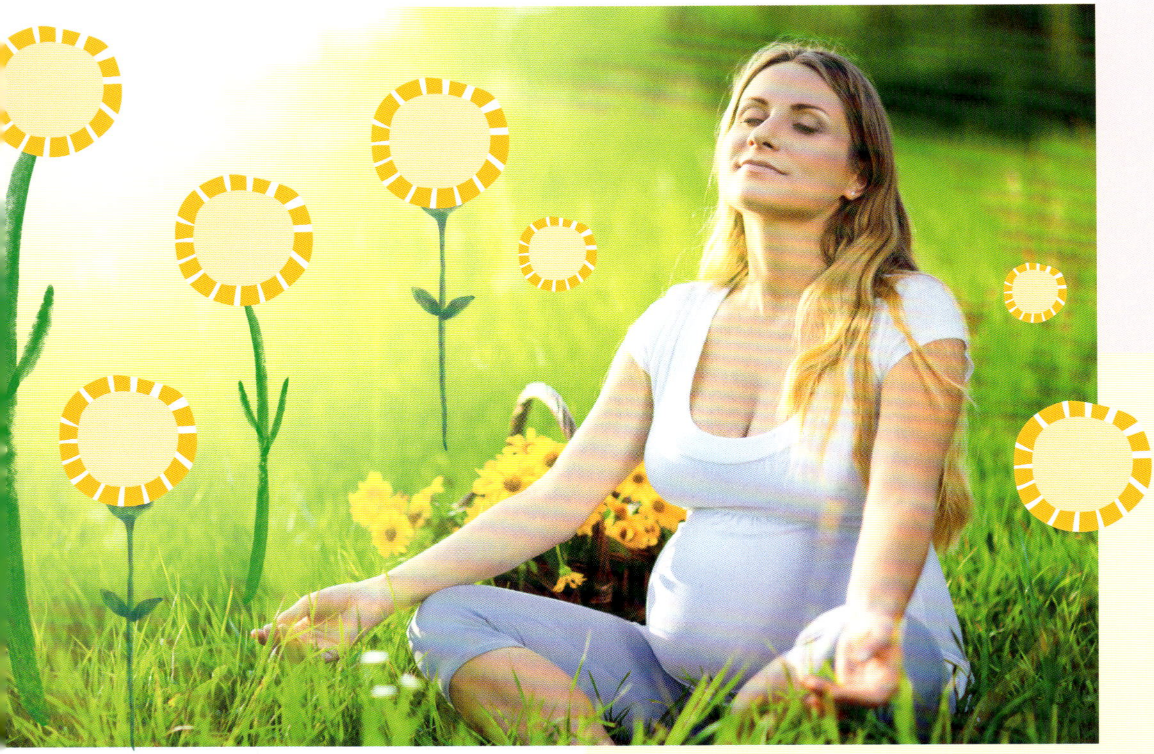

77

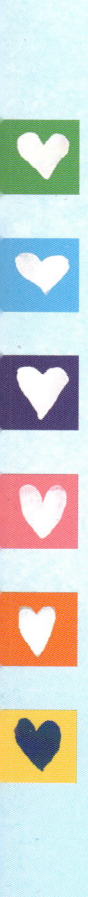

# V. Wenn Mama und Baby miteinander singen und spielen

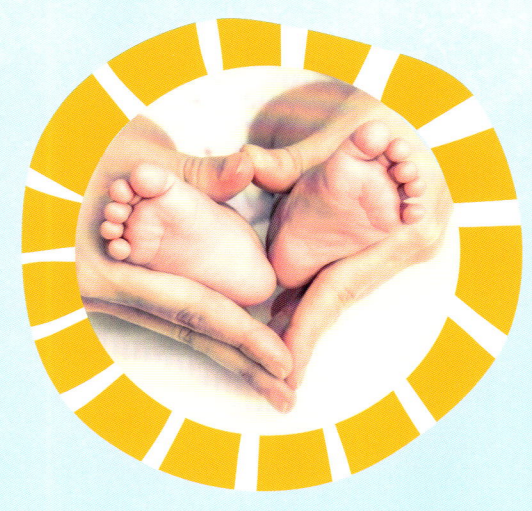

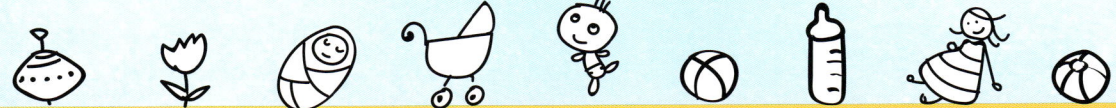

# 1. Wie wirkt Musik auf das Neugeborene?

**Das Baby ist da**

Es ist ein wunderbares Gefühl, wenn Ihnen die Hebamme Ihr gerade geborenes Kind in Ihre Arme oder auf Ihre Brust legt. Diese ersten Momente mit Ihrem Kind werden Sie Ihr ganzes Leben lang nicht vergessen. So viel Zauber, so viel Wunder liegt in der Luft. Genießen Sie diese intensiven Momente! Wenn es sich für Sie richtig anfühlt, dann begrüßen Sie Ihr Kind in dieser völlig neuen, noch ganz fremden Welt mit einer gesummten Melodie. Ihr Kind wird sich beim Klang Ihrer vertrauten Stimme wohlfühlen. Wenn Sie Ihrem Kind schon in der Schwangerschaft re-gelmäßig vorgesungen haben, wählen Sie eine Melodie, die es schon kennt. Denn diese Melodie kann es wiedererkennen und auf diese Weise Geborgenheit empfinden.

**Auf Mamas Arm –
fast so wie im Mutterleib**

Für das Kind ist die Geburt eine große Umstellung. Außerhalb der Gebärmutter ist fast alles neu: Das Baby ist nicht mehr vom Fruchtwasser, sondern von Luft umgeben. Es spürt die Wärme und die Kälte und die Kleidung auf dem Kör-

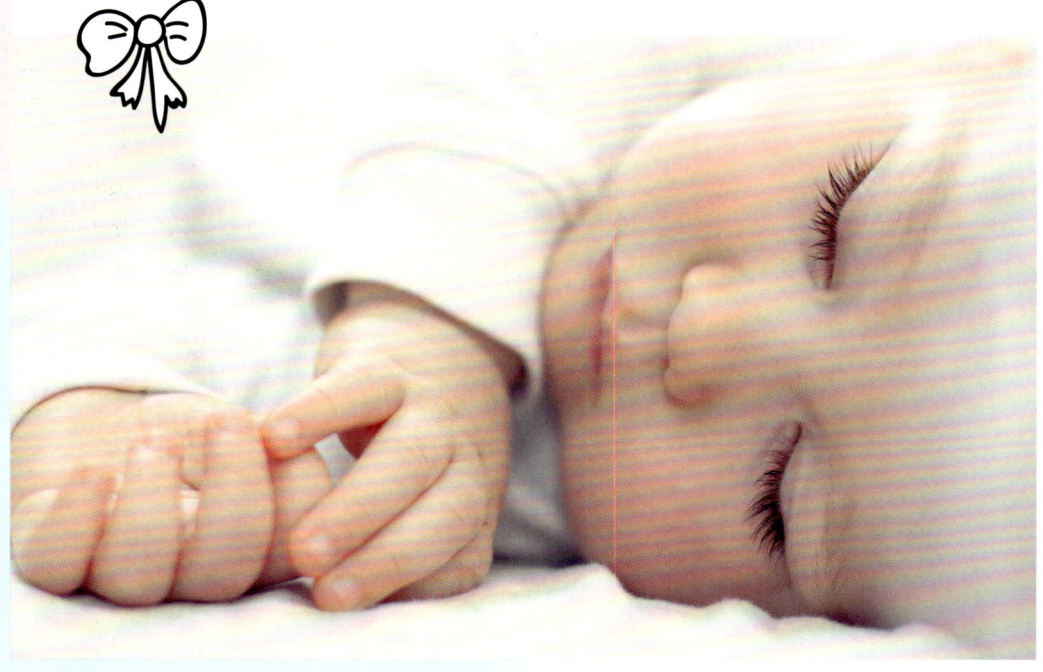

per. Die schützende Gebärmutterwand, von der es eng umgeben war und die seine Bewegungen begrenzt hatte, ist nun nicht mehr vorhanden. Seine Bewegungen laufen „ins Leere". Es muss plötzlich selbstständig atmen, nimmt neue Gerüche wahr, sieht helles, grelles Licht. Es muss lernen zu saugen, um Nahrung aufzunehmen, und auch lernen, diese wieder auszuscheiden.

Bei all diesen Umstellungen ist es verständlich, dass für das Neugeborene der Klang der Stimme, die ihm über die letzten Monate vertraut geworden ist, eine wichtige Rolle spielt. Die Mutterstimme beruhigt das Kind und wird zur Brücke zwischen Gebärmutter und Außenwelt.

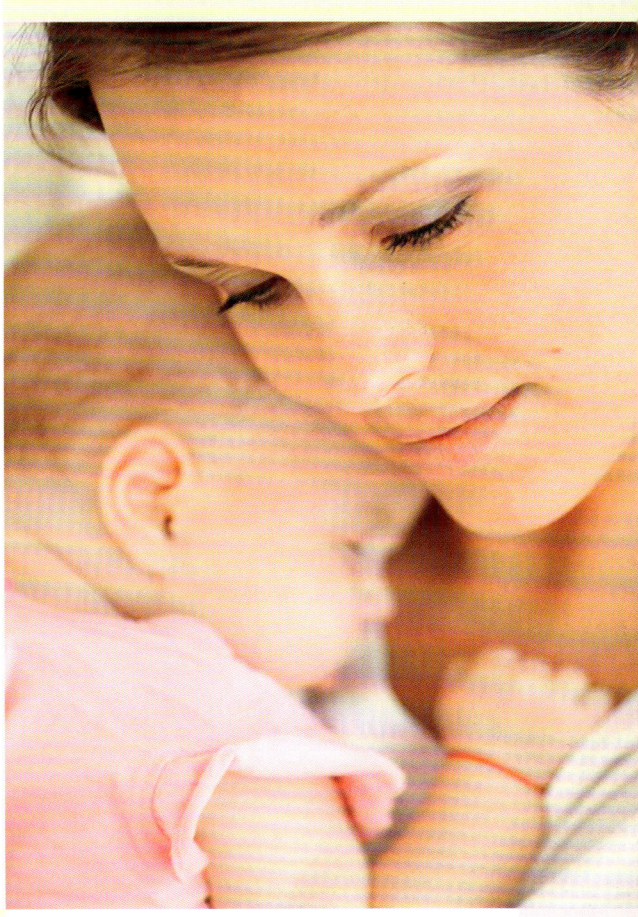

„Die Stimme der Mutter ist für das Baby besonders stimulierend. Es erwacht aus seiner Schläfrigkeit, sucht, wo das Geräusch herkommt, spannt den Körper an, dreht den Kopf und sucht die Stimme, bis sein Blick die Augen seiner Mutter findet."
(44)

Karl-Heinz Brisch,
Kinder- und Jugendlichenpsychiater
und Psychotherapeut

Auch Körperkontakt ist nun ganz besonders wichtig. Wenn Ihr Kind von Ihnen in den Armen gehalten und sanft geschaukelt wird, spürt es Ihre Körperwärme, Ihren Geruch, Ihren Atem und Ihren Herzschlag – ähnlich wie im Mutterleib.

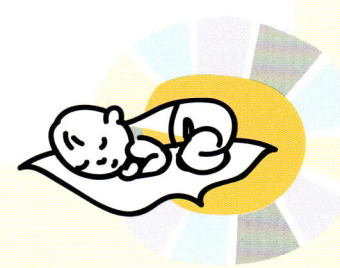

### Früher Forschergeist

Ist Ihr Baby erst einmal in der neu-
en Welt „angekommen", wird es bald
anfangen, die Welt um sich herum zu
erforschen. Zu Beginn interessiert es
sich für Gesichter und Stimmen, insbesondere für Gesicht und Stimme der
Mutter bzw. der engsten Bezugsperson. Was Sie erzählen, wie Sie sich bewegen, wie Sie Ihr Gesicht verändern,
wie Sie Ihre Stimme modulieren – all
dies wird vom Baby genau beobachtet.
Und schon nach wenigen Wochen beginnt es, Ihre Mimik nachzuahmen und
mit Lauten auf das Gesagte zu antworten.

„Es gibt nichts Wunderbareres
und Unbegreiflicheres und nichts,
was uns fremder wird und gründlicher
verloren geht, als die Seele des
spielenden Kindes." [45]

Hermann Hesse,
Schriftsteller

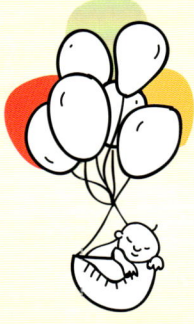

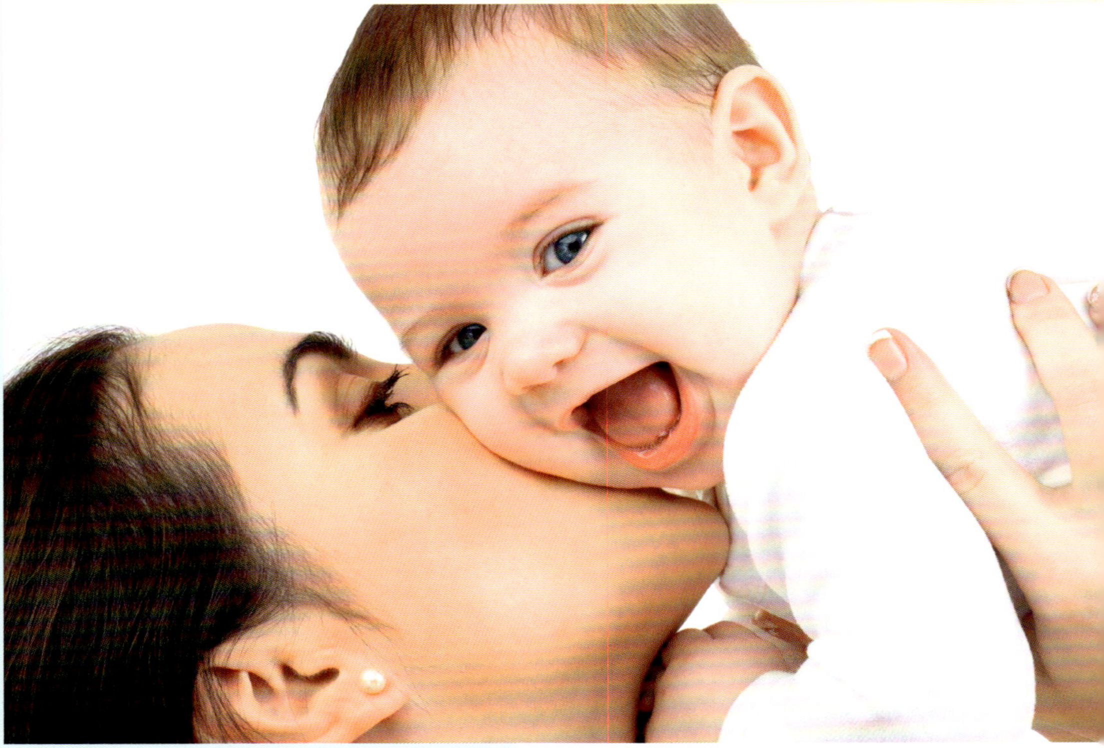

82

## Musik für Frühchen

Immer wieder passiert es, dass ein Kind zu früh auf die Welt kommt. Dies ist für das Kind selbst wie auch für die Eltern eine belastende Situation. Häufig muss das Frühgeborene noch Wochen oder sogar Monate auf der Intensivstation verbringen und ist dabei von den Eltern oft längere Zeit getrennt.

Studien haben gezeigt, dass Musik in dieser Situation einen positiven Effekt auf das Frühgeborene haben kann [46]. Als besonders förderlich hat sich dabei die Gesangsstimme der Mutter erwiesen. Sie birgt eine besondere emotionale Qualität.

In einer französischen Studie [47] zeigte sich beim Kind durch das Singen und Sprechen der Mutter eine Verbesserung der Sauerstoffsättigung und des Herzrhythmus. In einer Studie aus Israel [48] wurde der Effekt des Singens zusätzlich zum sogenannten „Känguruing" untersucht. Beim „Känguruing" wird das Kind der Mutter auf die Brust gelegt, was an sich schon einen positiven Effekt auf Atmung und Herzrhythmus hat. Das Singen stabilisierte in dieser Studie zudem das autonome Nervensystem des Kindes und beruhigte auch die Mutter.

Darauf, dass die mütterliche Stimme ein wichtiger Stimulus für die Entwicklung des Hörsystems beim frühgeborenen Kind ist, wurde an anderer Stelle bereits hingewiesen (siehe S. 23).

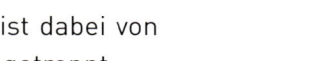

„Mit einer Kindheit voll Liebe aber kann man ein halbes Leben hindurch die kalte Welt aushalten." [49]

Jean Paul, Schriftsteller

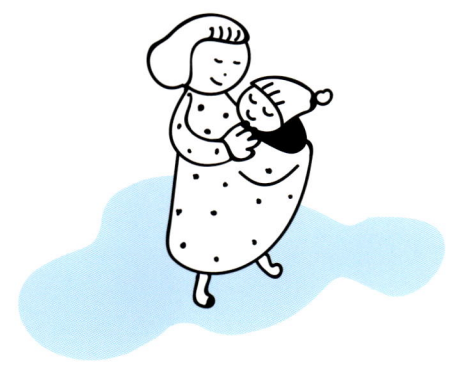

Wenn Ihr Kind also zu früh geboren wurde und noch im Krankenhaus versorgt werden muss, dann versuchen Sie – soweit dies möglich ist – mit Ihrer Körpernähe und mit Ihrer Stimme für Ihr Kind präsent zu sein. Nutzen Sie die Möglichkeiten des „Känguruings". Auch der Vater des Kindes kann hierdurch Kontakt zum Baby aufnehmen.

Sprechen Sie mit Ihrem Kind und singen Sie ihm leise vor, während es auf Ihrer Brust liegt. Dies gibt Ihrem Kind Halt und neue Energie. Sie können Ihre Stimme auch auf Band aufnehmen. Dieses Band kann dann regelmäßig abgespielt werden, wenn Sie nicht auf der Station sein können. Besprechen Sie Ihre Wünsche mit dem Stationspersonal.

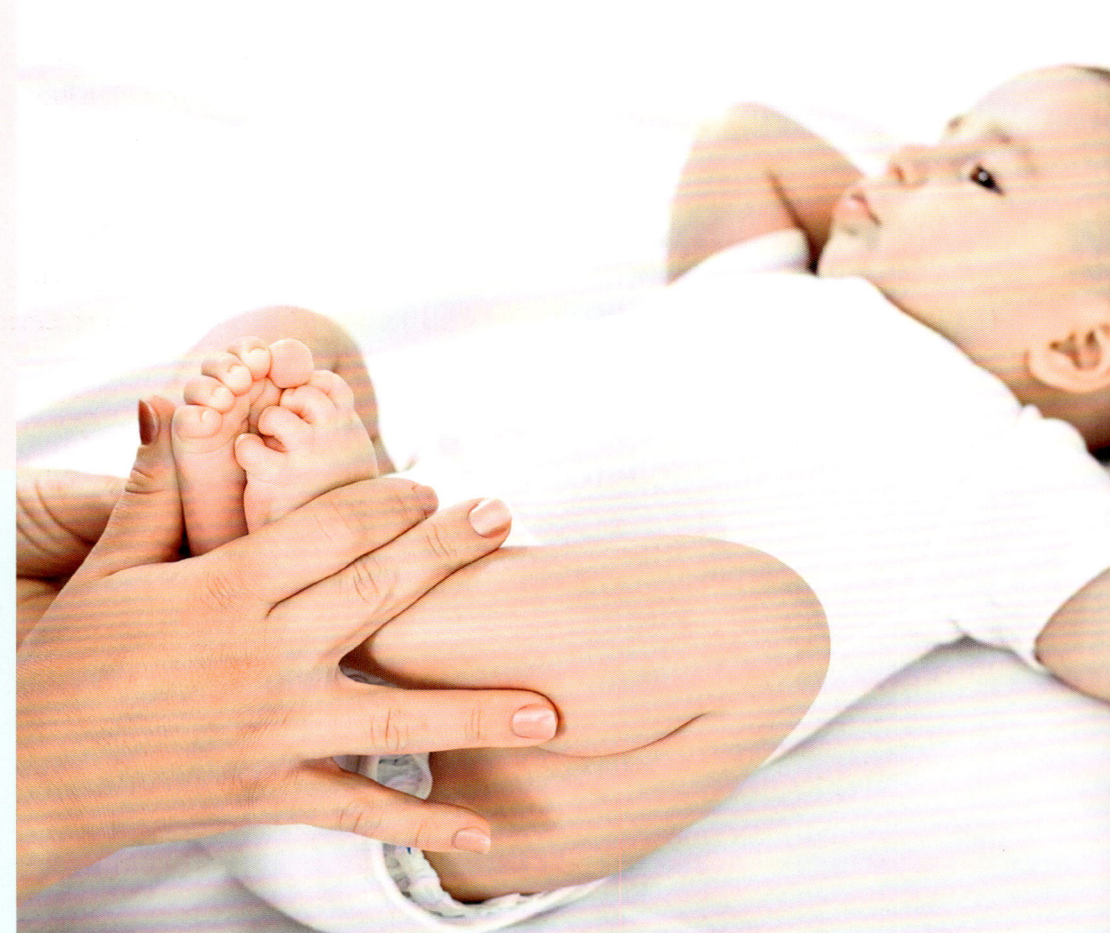

„Frühgeborene Kinder sind einem doppelten Trauma ausgesetzt. Sie verlieren nicht nur vor der Zeit ihre pränatale Umgebung, sondern der nachgeburtliche Aufenthaltsort, der Inkubator, hat nichts mit dem bergenden Ort gemeinsam, der normalerweise das Neugeborene empfängt, bestehend aus den mütterlichen Armen und Augen, aus ihrer Stimme, ihrem Geruch, ihrer Brust. Jedes Neugeborene verliert das rhythmische Rauschen des mütterlichen Bluts in ihren Adern, den Herzschlag und ihren Atemrhythmus, aber das Frühgeborene verliert auch die Mutterstimme, an deren Stelle mechanische Geräusche und elektronische Signale treten." (50)

Suzanne Maiello,
Psychoanalytikerin

## Das Wichtigste in Kürze:

♥ Neugeborene interessieren sich zu Beginn vor allem für Gesichter und Stimmen, insbesondere die Stimme der Bezugsperson.

♥ Beim Hören der vertrauten Mutterstimme findet das Neugeborene Geborgenheit in der ihm noch fremden Welt. Bald beginnt es, diese Stimme nachzuahmen.

♥ Musik und insbesondere mütterlicher Gesang haben bei Frühgeborenen einen therapeutischen Nutzen.

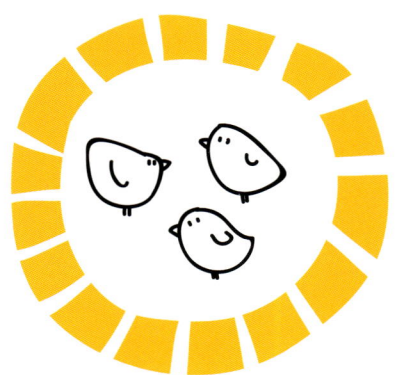

# 2. Anregungen für die Praxis

## Vorab

Ihr Kind ist geboren und muss sich nun erst einmal an die neue Umgebung gewöhnen. Körpernähe und Ihre vertraute Stimme tun ihm nun gut. Nehmen Sie Ihr Baby daher häufig auf den Arm und singen Sie ihm etwas vor. Erfreuen Sie sich an der Nähe, die dabei entsteht.

Versuchen Sie, kleine Singzeiten in den normalen Tagesablauf zu integrieren. Gelegenheiten gibt es viele: morgens beim Aufstehen, beim Baden, beim Wickeln, beim Anziehen oder aber vor dem Zubettgehen. So wird der Alltag für Ihr Baby strukturierter und vielseitiger. Auch Pflegezeiten werden auf diese Weise vom Kind positiv erlebt. Lieder können dabei zu Ritualen im Alltag werden, die Ihrem Baby Sicherheit schenken.

Auch wenn Ihr Baby überreizt ist, kann das Singen Sie dabei unterstützen, Ihr Baby zu beruhigen. Selbst Schmerzen, z. B. Bauchschmerzen oder Schmerzen beim Zahnen, sind dann besser für Ihr Baby zu ertragen.

Auch Ihnen selbst kann das Singen in solch anstrengenden Situationen helfen, wieder zur Ruhe zu finden. Spüren Sie einmal, wie allein das Singen einer langsamen, ruhigen Melodie fast unweigerlich dazu führt, selbst ruhiger zu werden. Ihr Herzschlag wird wieder langsamer, Ihre Bewegungen werden langsamer und Ihre Atmung ruhiger. Nehmen Sie sich selbst Zeit, zur Ruhe zu kommen. Lassen Sie Ihrem Kind Zeit, sich zu beruhigen. Versuchen Sie ihm durch Ihre eigene Ruhe und Ihre Präsenz eine Stütze zu sein.

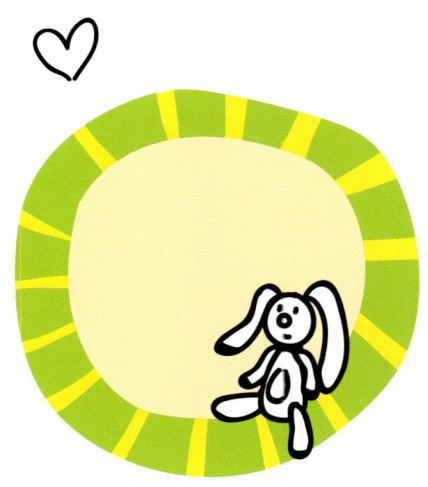

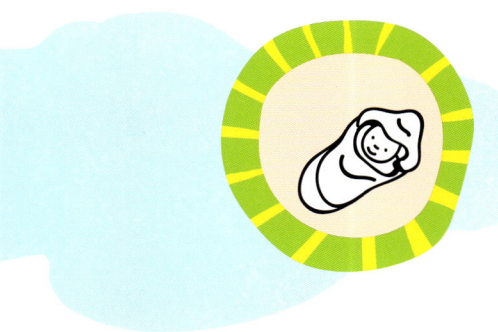

Für die ersten Wochen mit Ihrem neugeborenen Kind sind besonders Schaukel-, Streichel- und Schlaflieder geeignet, bei denen Gesang immer auch mit Körperkontakt kombiniert wird (siehe S. 88f.). Hier können Sie die gegenseitige Nähe besonders empfinden.

Ab S. 44 („Rituale schaffen") finden Sie zudem eine Reihe von ruhigen Liedern, die sich nicht nur für die Schwangerschaft, sondern auch für die Zeit nach der Geburt hervorragend eignen. Wenn Ihr Kind die Melodien schon aus der Zeit im Mutterleib kennt, wird es sich nun – nach der Geburt – an die Melodien erinnern und sich an den vertrauten Klängen erfreuen. Aber natürlich können Sie diese Lieder auch singen, wenn Sie und Ihr Kind diese noch nicht aus der Zeit der Schwangerschaft kennen.

Die Spiellieder ab S. 92 und die Sprachverse ab S. 102 wirken eher anregend. Entdecken und Erforschen stehen hier im Vordergrund. Mit jedem Lied lernt Ihr Baby neue Wörter kennen und der gehörte Liedrhythmus hilft bei der Lautbildung und beim Erlernen von Wortbetonungen. Ein häufiges Wiederholen der gleichen Lieder unterstützt diesen Prozess. Wenn zusätzlich zum Hören immer auch noch weitere Sinne (z. B. Sehen oder Tasten) angesprochen werden, kann das Kind besonders effektiv lernen ... und dies mit einer Menge Spaß!

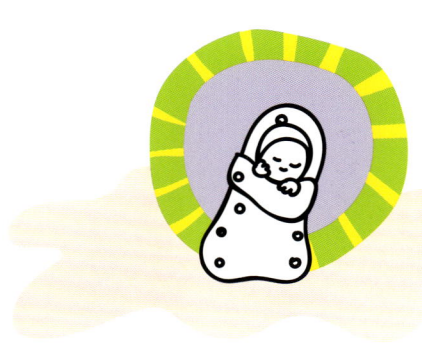

## Schaukellieder

# Es ist schön, dich zu haben   26

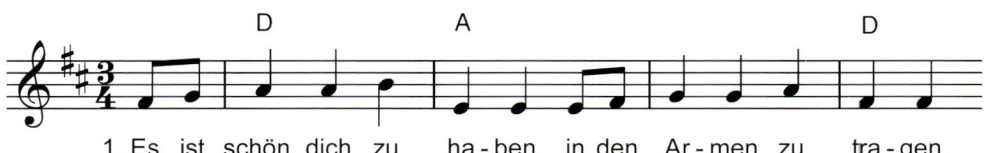

1. Es ist schön, dich zu ha-ben, in den Ar-men zu tra-gen.

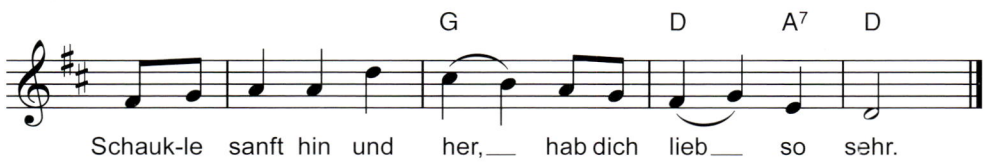

Schauk-le sanft hin und her,— hab dich lieb— so sehr.

Text: Carla Häfner / Melodie: traditionell (Schneeflöckchen, Weißröckchen)
© 2016 Schott Music GmbH & Co. KG, Mainz

2. Sollst dich fühlen geborgen,
ohne Kummer, ohne Sorgen.
Schaukle sanft hin und her,
hab dich lieb so sehr.

3. Mach die Äuglein nun zu,
senk dein Köpfchen und ruh.
Schaukle sanft hin und her,
hab dich lieb so sehr.

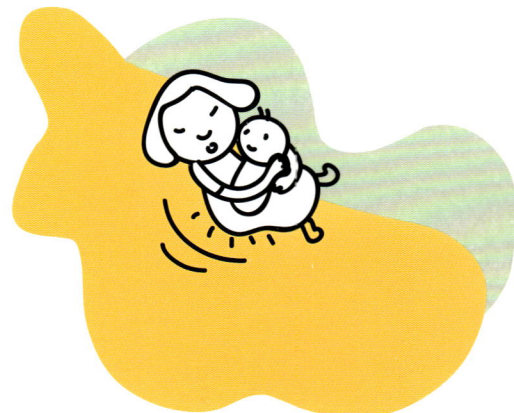

❤ Babys lieben es, geschaukelt zu werden.
Wiegen Sie Ihr Kind während des Singens ruhig in Ihren Armen.

# Bim, bam  27

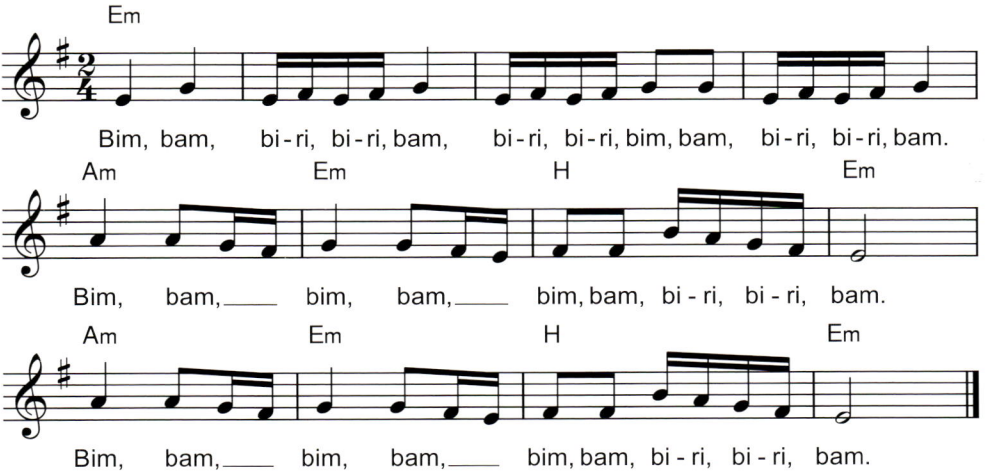

Bim, bam, bi-ri, bi-ri, bam, bi-ri, bi-ri, bim, bam, bi-ri, bi-ri, bam.

Bim, bam,____ bim, bam,____ bim, bam, bi-ri, bi-ri, bam.

Bim, bam,____ bim, bam,____ bim, bam, bi-ri, bi-ri, bam.

Text / Melodie: traditionell

♥ Nehmen Sie Ihr Kind im Sitzen oder Stehen auf den Arm
und schaukeln Sie es beim Singen sachte hin und her.

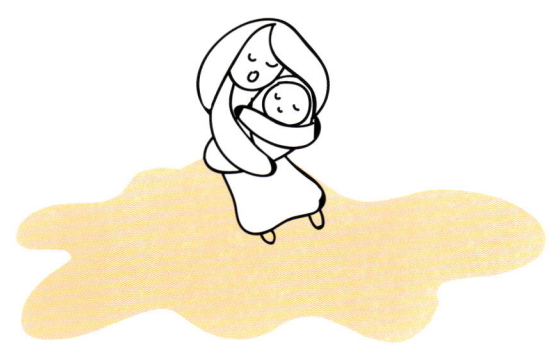

## Ein kleines rotes Schifflein  28

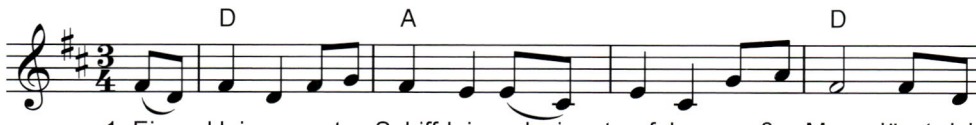

1. Ein_ klei-nes ro-tes Schiff-lein schwimmt auf dem gro-ßen Meer, lässt sich

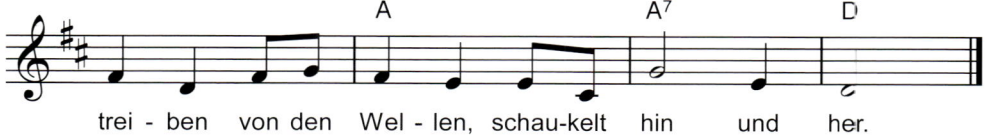

trei - ben von den Wel - len, schau-kelt hin und her.

Text / Melodie: Carla Häfner
© 2016 Schott Music GmbH & Co. KG, Mainz

2. Plötzlich windet es ganz heftig,
und die Wellen werden mehr,
und das Schifflein schaukelt immer
stärker hin und her.

3. Doch dann zieht der Wind vorüber,
wieder friedlich wird das Meer,
und das Schifflein schaukelt wieder
ruhig hin und her.

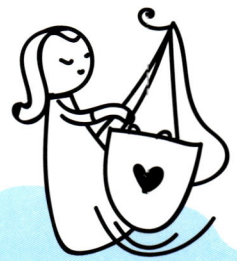

♥ Wiegen Sie Ihr Kind in Ihren Armen. Dem Text entsprechend
schaukeln Sie erst ruhig, dann stärker, dann wieder ruhig.

## Deine Wärme, dein Atem  29

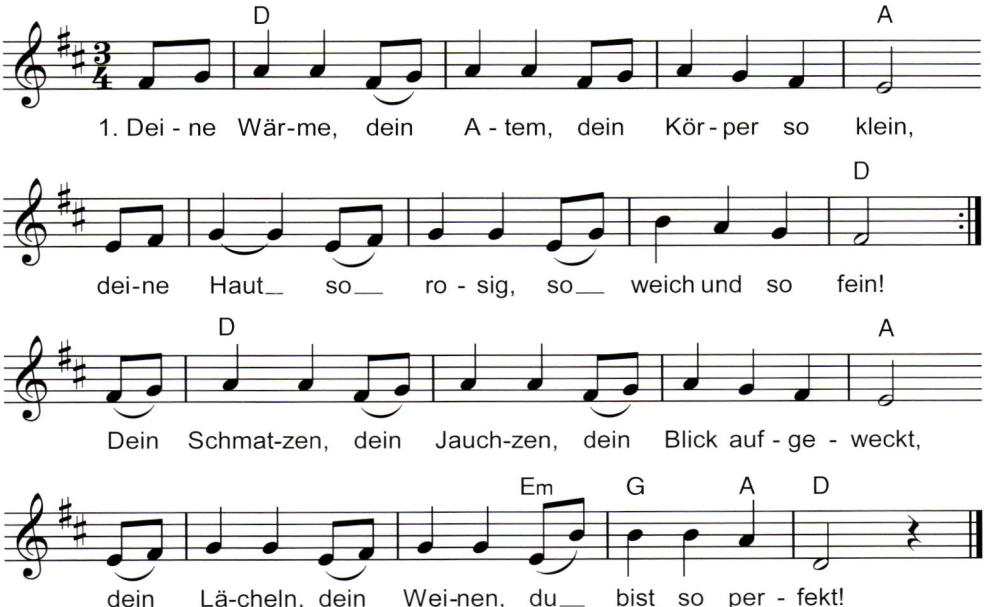

Text / Melodie: Carla Häfner
© 2016 Schott Music GmbH & Co. KG, Mainz

2. Deine Äuglein, deine Nase, dein hübscher Mund,
deine Ohren, deine Härchen, dein Kopf klein und rund!
Dein Schmatzen, dein Jauchzen, dein Blick aufgeweckt,
dein Lächeln, dein Weinen, du bist so perfekt!

3. Deine Hände, deine Arme, dein weicher Bauch,
deine Füße, deine Beine, dein Rücken auch!
Dein Schmatzen, dein Jauchzen, dein Blick aufgeweckt,
dein Lächeln, dein Weinen, du bist so perfekt!

♥ Wiegen Sie Ihr Kind beim Singen ruhig in Ihren Armen.
Alternativ können Sie es auf den Rücken legen.
Berühren Sie sanft die Körperteile, von denen Sie gerade singen.
Geben Sie Ihrem Kind am Ende einen Kuss.

## Spiellieder

# Auf der grünen Wiese steht ein Karussell  30

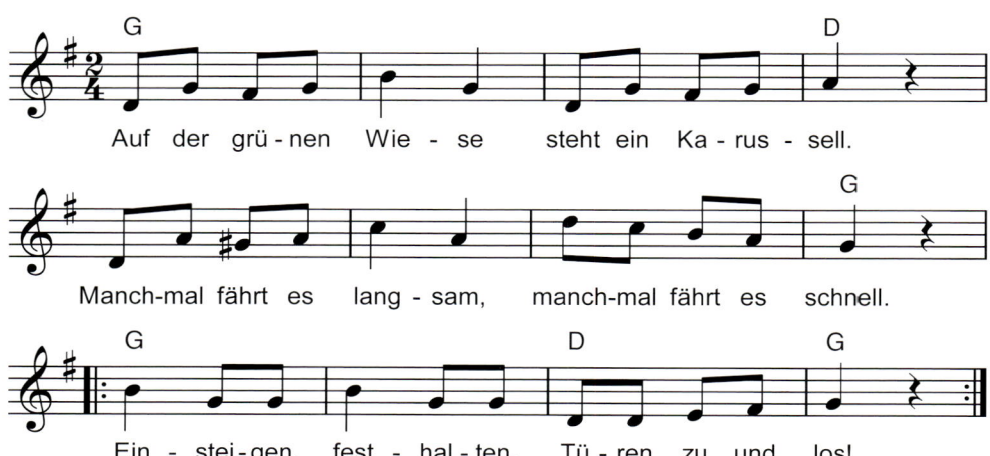

Auf der grü - nen Wie - se  steht ein Ka - rus - sell.

Manch-mal fährt es  lang - sam,  manch-mal fährt es  schnell.

Ein - stei - gen,  fest - hal - ten,  Tü - ren  zu  und  los!

Text / Melodie: traditionell

♥ Nehmen Sie Ihr Kind auf den Arm und gehen Sie langsam
im Raum umher. Singen und gehen Sie langsamer, wenn das Karussell
langsam fährt, und werden Sie schneller, wenn es sich schnell dreht.
Bleiben Sie bei „Einsteigen, festhalten, Türen zu und los!" stehen
und halten Sie Ihr Kind eng bei sich. Drehen Sie sich dann mit
Ihrem Kind auf dem Arm um die eigene Achse – wie ein Karussell.

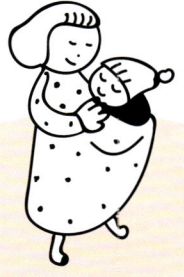

## „M-M", sagt der grüne Frosch ㉛

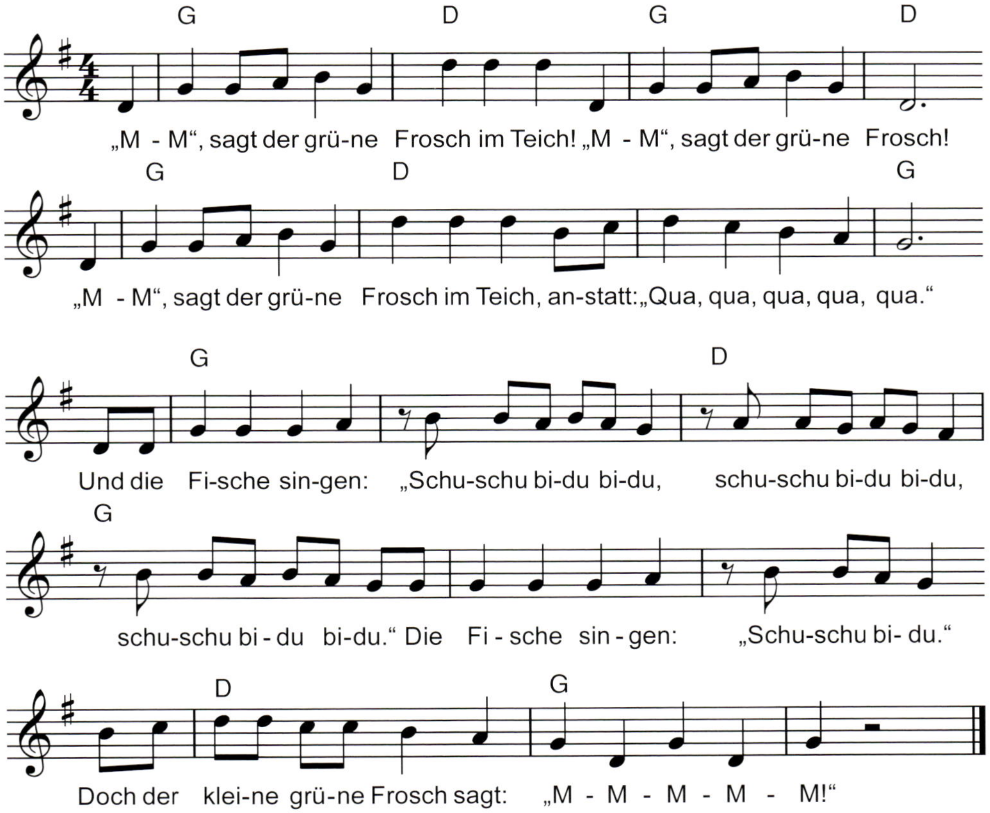

G      D      G      D

„M - M", sagt der grü-ne  Frosch im Teich! „M - M", sagt der grü-ne  Frosch!

G      D      G

„M - M", sagt der grü-ne  Frosch im Teich, an-statt:„Qua, qua, qua, qua, qua."

G      D

Und die  Fi-sche sin-gen:  „Schu-schu bi-du bi-du,  schu-schu bi-du bi-du,

G

schu-schu bi-du  bi-du." Die  Fi - sche  sin-gen:  „Schu-schu bi- du."

D      G

Doch der  klei-ne grü-ne Frosch sagt:  „M - M - M - M - M!"

Text / Melodie: überliefert, Bearbeitung: Walter Kern
© Helbling, Innsbruck – Esslingen – Bern / Belp

♥ Ihr Kind liegt vor Ihnen auf dem Rücken.
Machen Sie bei „Und die Fische singen Schu-schu bi-du bi-du ..."
mit einer Hand wellenförmige Bewegungen in der Luft.

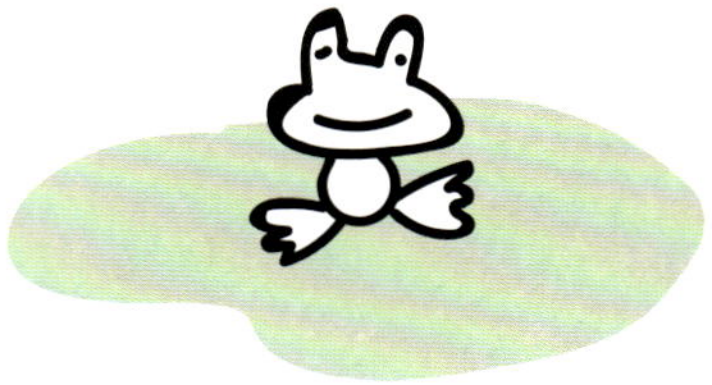

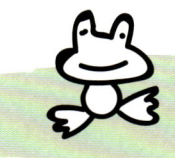

## Ein kleiner Bär, er tapst  32

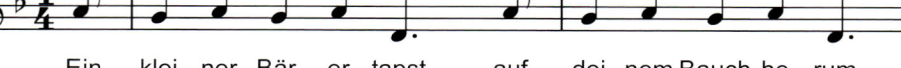

**Dm**

Ein klei - ner Bär, er tapst auf dei - nem Bauch he - rum

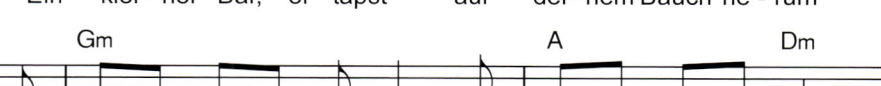

**Gm**            **A**    **Dm**

mit sei - nen wei - chen Pfo - ten, bum, bum, bum, bum, bum, bum.

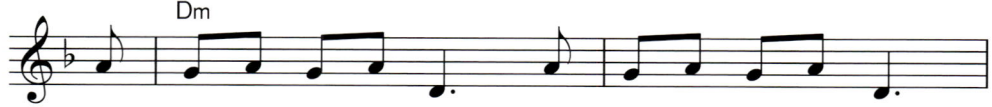

**Dm**

Er hopst, er springt, er tanzt auf dei - nem klei - nen Bauch,

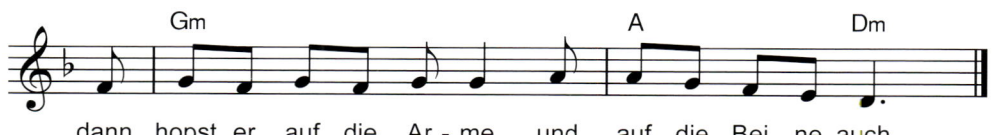

**Gm**            **A**    **Dm**

dann hopst er auf die Ar - me und auf die Bei - ne auch.

Text / Melodie: Carla Häfner

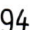 „Hopsen" Sie während des Singens mit Ihren Fingern sanft über den Bauch, die Arme und die Beine des Kindes. Denken Sie sich noch beliebig viele neue Strophen mit anderen Körperteilen aus.

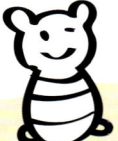

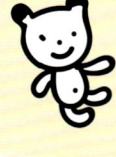

# Kleine Schnecke  (33)

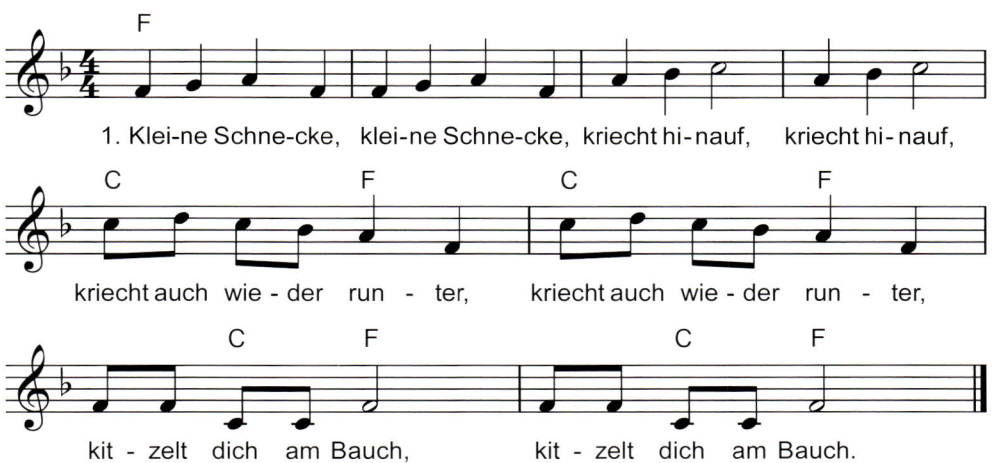

1. Klei-ne Schne-cke, klei-ne Schne-cke, kriecht hi-nauf, kriecht hi-nauf, kriecht auch wie - der run - ter, kriecht auch wie - der run - ter, kit - zelt dich am Bauch, kit - zelt dich am Bauch.

Text / Melodie: traditionell (Bruder Jakob)

♥ Ihr Kind liegt vor Ihnen auf dem Rücken. Laufen Sie mit den Fingern am linken Arm des Kindes hinauf bis zum Kopf und an der rechten Seite wieder hinunter. Kitzeln Sie zum Schluss den Bauch des Kindes.

♥ Denken Sie sich beliebig viele neue Strophen mit anderen Körperteilen aus, z. B. Nase, Ohren und Füße. Kitzeln Sie zum Schluss immer den Körperteil, der am Ende jeder Strophe benannt wird.

Beispiele:

2. Kleine Schnecke, kleine Schnecke ...,
kitzelt dich am Bauch, an der Nase
auch.

3. Kleine Schnecke, kleine Schnecke ...,
kitzelt dich am Bauch, an den Ohren
auch.

4. Kleine Schnecke, kleine Schnecke ...,
kitzelt dich am Bauch, an den Füßen
auch.

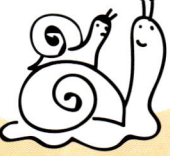

## Oh, was für ein Pustewind 34

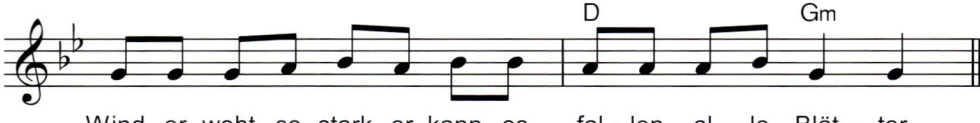

Gm ... D ... Gm

Oh, was für ein Pu - ste-wind, oh, was für ein Wet - ter, der

D ... Gm

Wind, er weht, so stark er kann, es fal - len al - le Blät - ter.

Text / Melodie: Carla Häfner
© 2016 Schott Music GmbH & Co. KG, Mainz

♥ Ihr Kind liegt vor Ihnen auf dem Rücken.
Bewegen Sie Ihre Hände und Ihre Finger beim Singen
wie Blätter, die sich im Wind bewegen.
Bei „Pustewind" pusten Sie Ihrem Kind sanft ins Gesicht.
Bei „es fallen alle Blätter" bewegen Sie Ihre Hände
nach unten bis auf den Bauch Ihres Kindes.
Dort bleiben die Blätter (Hände) liegen.
Wiederholen Sie dieses Lied mehrmals hintereinander.

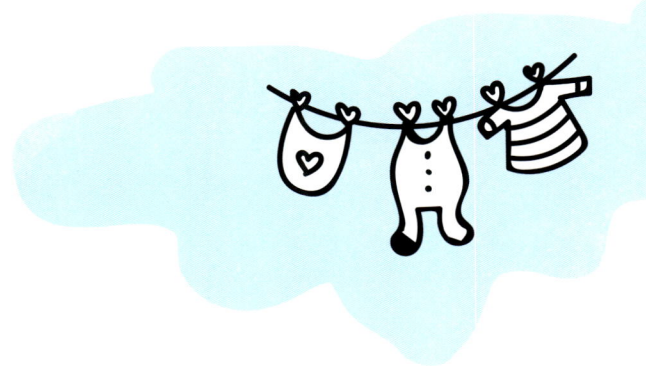

## Die Finger, sie laufen    35

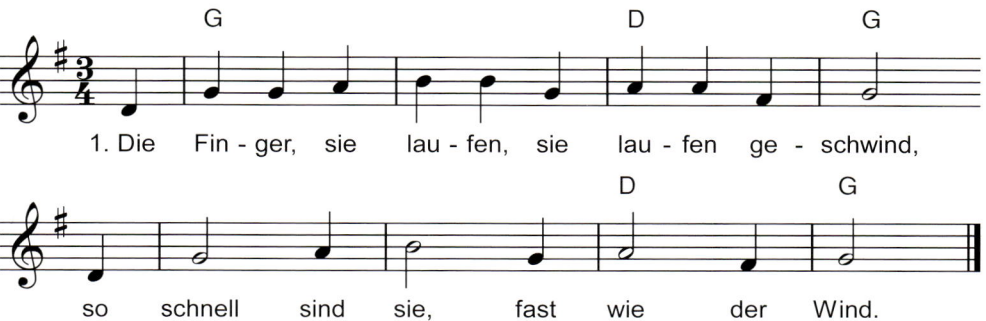

1. Die Fin - ger, sie lau - fen, sie lau - fen ge - schwind,

so schnell sind sie, fast wie der Wind.

Text: Carla Häfner / Melodie: traditionell (Es war eine Mutter)
© 2016 Schott Music GmbH & Co. KG, Mainz

2. Die Finger, sie hopsen wie ein kleiner Hase,
vom Fuß zum Bauch und dann auf die Nase.

3. Die Finger, sie stampfen wie ein großer Bär,
dann sind sie auf einmal fast doppelt so schwer.

4. Die Finger, sie schlängeln sich wie eine Schlange,
sie schlängeln sich hoch bis zu deiner Wange.

5. Die Finger sind müde, sie müssen nun ruhn,
dann können sie bald wieder aufstehn und tun.

♥ Auch bei diesem Fingerspiellied liegt Ihr Kind vor Ihnen auf dem Rücken.
Bewegen Sie Ihre Finger über den Körper so, wie es der Liedtext vorgibt:
Mal laufen die Finger schnell, dann hopsen sie wie ein Hase oder „stampfen"
wie ein Bär. Zum Schluss bewegen sie sich wie eine Schlange und bleiben
am Ende für einen Moment ruhig auf dem Körper Ihres Kindes liegen.

# Zehn kleine Zappelmänner　36

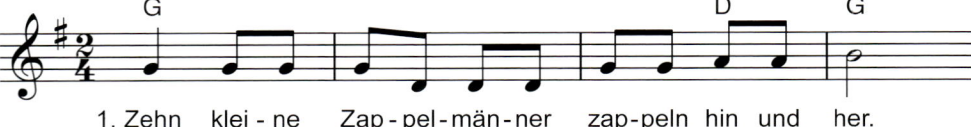

1. Zehn klei-ne Zap-pel-män-ner zap-peln hin und her.

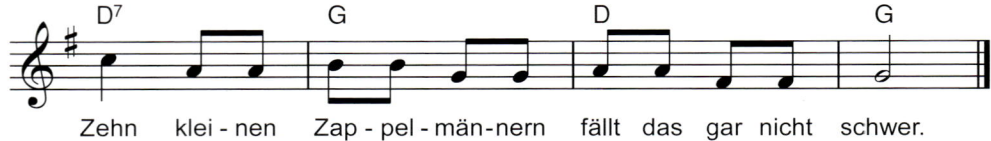

Zehn klei-nen Zap-pel-män-nern fällt das gar nicht schwer.

Text / Melodie: traditionell (Zehn kleine Negerlein)

2. Zehn kleine Zappelmänner zappeln auf und nieder,
zehn kleine Zappelmänner tun das immer wieder.

3. Zehn kleine Zappelmänner zappeln rund herum,
zehn kleine Zappelmänner, die sind gar nicht dumm.

4. Zehn kleine Zappelmänner spielen mal Versteck,
zehn kleine Zappelmänner sind auf einmal weg.

5. Zehn kleine Zappelmänner rufen laut „Hurra",
zehn kleine Zappelmänner, die sind wieder da.

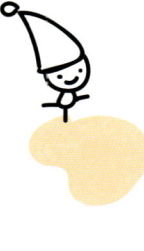

♥ Dieses Fingerspiel ist ein echter Klassiker, zu dem es verschiedene Vertonungen gibt.
Ihr Kind liegt vor Ihnen auf dem Rücken. Ihre zehn Finger sind die zehn kleinen Zappelmänner,
die sich erst hin und her, dann auf und ab und dann im Kreise bewegen.
Schließlich verschwinden sie hinter dem Rücken, um plötzlich wieder aufzutauchen.

## Wunderschöne Seifenblasen 37

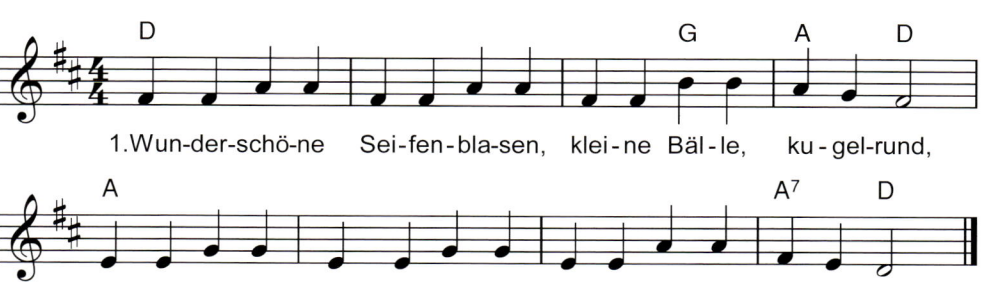

1. Wun-der-schö-ne Sei-fen-bla-sen, klei-ne Bäl-le, ku-gel-rund,
schil-lern in ver-schied-nen Far-ben, oh, sie schil-lern kun-ter-bunt.

Text / Melodie: Carla Häfner
© 2016 Schott Music GmbH & Co. KG, Mainz

2. Schweben leise nun gen Himmel,
sind so leicht, fast schwerelos,
kaum zu zählen, 's sind so viele,
manche klein und manche groß.

3. Wie sie in der Sonne glitzern,
wie sie fliegen mit dem Wind,
sind so zart und so zerbrechlich,
sie zerplatzen ganz geschwind.

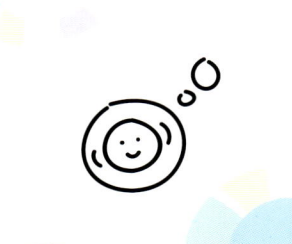

♥ Seifenblasen faszinieren Kinder jeden Alters.
Auch Ihr Kind wird vielleicht jauchzen, wenn Sie
einige Seifenblasen durch die Luft schweben lassen,
bevor Sie dieses Lied singen.

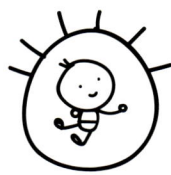

## Erst kommt der Sonnenkäferpapa  38

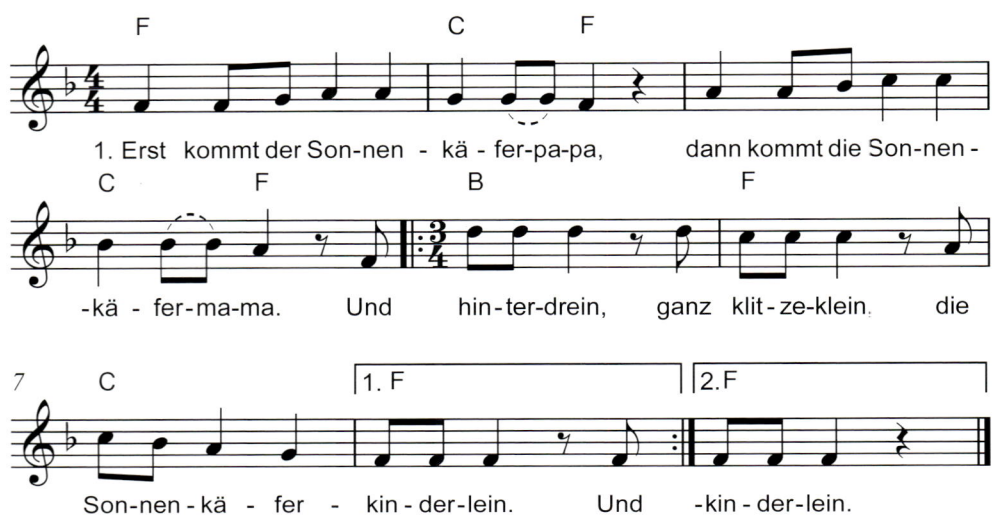

1. Erst kommt der Son-nen - kä - fer-pa-pa, dann kommt die Son-nen -
-kä - fer-ma-ma. Und hin-ter-drein, ganz klit-ze-klein. die
Son-nen - kä - fer - kin-der-lein. Und -kin-der-lein.

Text: Else Marie Bülau / Melodie: Georg Semper

2. Sie haben rote Röckchen an
mit schwarzen Punkten oben dran.
So machen sie den Sonntagsgang
auf unsrer Gartenbank entlang,
so machen sie den Sonntagsgang
auf unsrer Gartenbank entlang.

♥ Ihr Kind liegt vor Ihnen auf dem Rücken.
Krabbeln Sie beim Singen des Liedes mit den Fingern
zuerst den linken Arm, dann den rechten Arm
Ihres Kindes hoch und schließlich am Bauch entlang.

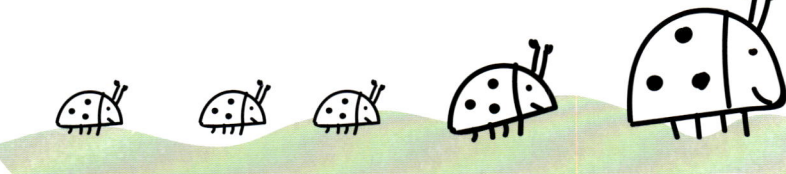

## Tipp, tipp, tapp 39

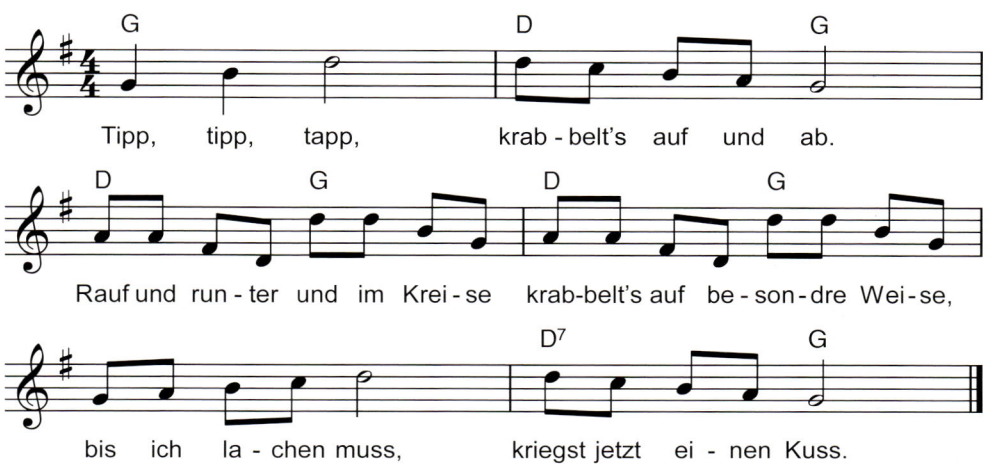

Tipp, tipp, tapp, krab-belt's auf und ab.

Rauf und run-ter und im Krei-se krab-belt's auf be-son-dre Wei-se,

bis ich la-chen muss, kriegst jetzt ei-nen Kuss.

Text: traditionell
Melodie: Carl Gottlieb Hering („Hopp, hopp, hopp")

♥ Singen Sie diesen bekannten Kinderreim auf die bekannte Melodie von „Hopp, hopp, hopp".
Ihr Kind liegt vor Ihnen auf dem Rücken. Laufen Sie mit Ihren Fingern
auf dem Körper Ihres Kindes hin und her. Geben Sie Ihrem Kind am Ende einen Kuss.

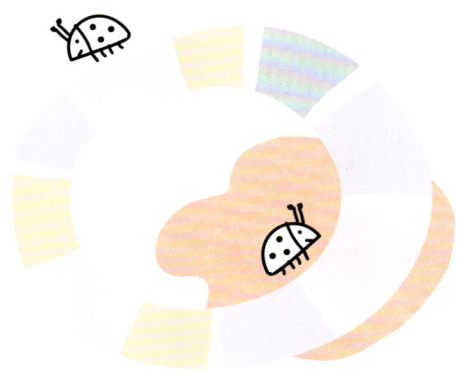

## Sprachverse und Fingerspiele

Auch Sprachverse gefallen Kindern sehr. Nehmen Sie beim Vortragen des jeweiligen Verses Blickkontakt zu Ihrem Kind auf. Sprechen Sie den Vers besonders ausdrucksstark. Übertreiben Sie ein wenig mit Betonungen einzelner Silben oder Worte. Spielen Sie mit Ihrer Sprache auch im Hinblick auf die Tonlage. Und vor allem: Sprechen Sie langsam. Dann wird Ihr Kind wahre Freude an dem Vers haben.

# Guck, ganz viele Schmetterlinge

Guck, ganz viele Schmetterlinge
flattern fröhlich durch die Luft,
suchen Nektar in den Blüten,
freuen sich am süßen Duft.

Fühl doch mal, die Schmetterlinge
setzen sich ganz sanft auf dich,
tanzen nun auf deinem Bäuchlein,
bist du etwa kitzelig?

Text: Carla Häfner
© 2016 Schott Music GmbH & Co. KG, Mainz

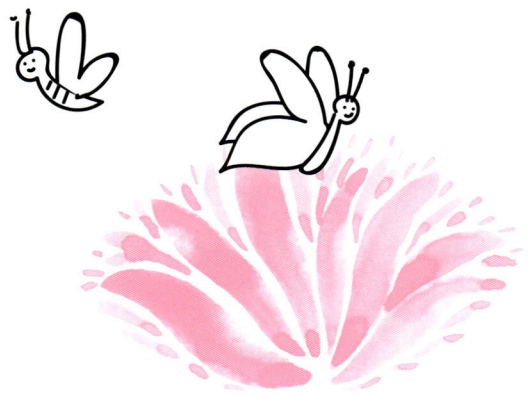

❤ Während Sie den Vers sprechen, liegt Ihr Kind vor Ihnen auf dem Rücken.
Bewegen Sie Ihre Hände und Finger wie Schmetterlinge, die in der Luft flattern.
Bei „setzen sich nun sanft auf dich" lassen Sie Ihre Hände auf dem Bauch des Kindes landen.
Tippen Sie bei „tanzen nun auf deinem Bäuchlein" mit Ihren Fingern auf den Bauch Ihres Babys.
Bei „kitzelig" das Kind leicht kitzeln.

# Bunte Blätter falln vom Baum

Bunte Blätter falln vom Baum,
schweben sacht,
man hört sie kaum.

Plötzlich trägt der Wind sie fort,
wirbelt sie von Ort zu Ort.

Wie sie flattern,
wie sie fliegen,
sinken – und am Boden liegen.

Text: traditionell

♥ Ihr Kind liegt vor Ihnen auf dem Rücken. Ihre Finger sind die Blätter.
Sprechen Sie den Vers ruhig und mit ausdrucksvoller Stimme.

♥ Bewegen Sie beim Sprechen Ihre Finger hin und her.
Führen Sie Ihre Hände dabei zuerst nach unten.
Ab „plötzlich trägt der Wind sie fort" bewegen Sie Ihre Hände
und Finger in großen Bewegungen hin und her.
Bei „sinken" führen Sie die Hände wieder langsam nach unten.
Am Ende legen Sie die Hände auf dem Boden ab.

## Guten Morgen, ihr Beinchen

„Guten Morgen, ihr Beinchen!
Wie heißt ihr denn?"
„Ich heiße Hampel."
„Ich heiße Strampel."
„Und das ist Füßchen Übermut."
„Und das ist Füßchen Tunichtgut."

Übermut und Tunichtgut
gehen auf die Reise,
patsch, durch alle Sümpfe,
nass sind Schuh und Strümpfe;
guckt die Katz um die Eck,
laufen alle beide weg.

Text: Paula Dehmel

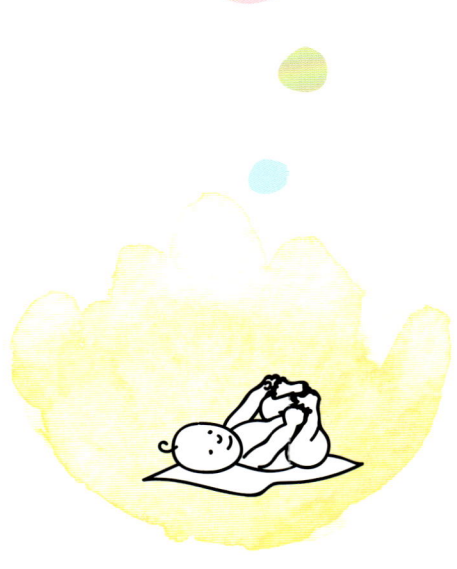

♥ Auch dieser Kinderreim ist ein beliebter Klassiker für die ganz Kleinen.
Ihr Kind liegt vor Ihnen auf dem Rücken.

♥ Streichen Sie bei „Wie heißt ihr denn?" über die Beine des Kindes.
Nehmen Sie bei „Hampel" das rechte Bein und bei „Strampel"
das linke Bein Ihres Kindes und wackeln Sie damit.

Fassen Sie bei „Füßchen Übermut" den rechten Fuß und bei
„Füßchen Tunichtgut" den linken Fuß Ihres Kindes und wackeln Sie damit.

Lassen Sie die Füße auf die Reise gehen (Laufbewegung andeuten).
Stupsen Sie bei „patsch, durch alle Sümpfe" die Beine zusammen auf den Boden.
Verharren Sie bei „Katz um die Eck".
Lassen Sie bei „laufen alle beide weg" die Füße schnell weglaufen.

## Herr Pinz und Herr Panz

Herr Pinz und Herr Panz,
die gehen zum Tanz.

Es gehen zum Tanz:
Herr Pinz und Herr Panz.

Erst machen sie so ...,
dann machen sie so ...,
dann so ...,
dann hampeln und strampeln
sie lustig und froh.

Text: traditionell

♥ Ihr Kind liegt vor Ihnen
auf dem Rücken. Fassen Sie mit jeder
Hand eines der Beine des Kindes.

♥ Heben Sie bei „Herr Pinz" jeweils das
linke Bein und bei „Herr Panz"
das rechte Bein an.

Schwenken Sie
bei „Erst machen sie so"
die Beine nach links,
bei „dann machen sie so" nach rechts,
bei „dann so..." nach oben.

Schwenken Sie bei „dann hampeln ..."
die Beine zurück in die Mitte und
lassen Sie sie strampeln.

## Kommt ein kleines Häschen

Kommt ein kleines Häschen,
das gibt deinem Näschen
mit viel Genuss
einen Nasen-Hasen-Kuss.

Text: traditionell

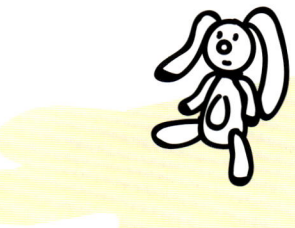

♥ Ihr Kind liegt vor Ihnen auf dem Rücken.
Laufen Sie mit Ihren Fingern vom Bauch des Kindes zum Kinn.
Kitzeln Sie Ihr Kind bei „mit viel Genuss" am Kinn und reiben Sie
bei „Nasen-Hasen-Kuss" Ihre Nase sanft an der Nase des Kindes.

## Weiterführende Literatur

Brisch, Karl H. und Hellbrügge, Theodor:
*Die Anfänge der Eltern-Kind-Bindung:*
*Schwangerschaft, Geburt und Psychotherapie*,
Stuttgart 2014 (Klett-Cotta)

Dibbern, Julia: *Verwöhn dein Baby nach*
*Herzenslust*, Weinheim 2014 (Beltz)

Häfner, Carla und Toledo, Eymard:
*Es tanzt ein kleiner Pinguin. Fingerspiele,*
*Streichel- und Bewegungslieder für Babys*,
Mainz 2014 (Schott Music)

Hüther, Gerald und Weser, Inge:
*Das Geheimnis der ersten neuen Monate.*
*Reise ins Leben*,
Weinheim 2015 (Beltz)

Nathanielsz, Peter: *Schwangerschaft:*
*Wiege der Gesundheit. So stellen Sie die*
*richtigen Weichen für Ihr Kind*,
München 2013 (Mosaik)

Nöcker-Ribaupierre, Monika:
*Hören – Brücke ins Leben. Musiktherapie mit*
*früh- und neugeborenen Kindern*,
Wiesbaden 2012 (Reichert)

Spitzer, Manfred: *Musik im Kopf.*
*Hören, Musizieren, Verstehen und Erleben im*
*neuronalen Netzwerk*,
Stuttgart 2014 (Schattauer)

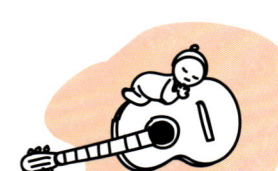

## Über die Autorin

**Dr. Carla Häfner** ist Ärztin und Mutter von drei Kindern. Musik begleitet sie seit ihrer Kindheit. Als ihre eigenen Kinder geboren wurden, war es für sie daher selbstverständlich, mit ihnen zu singen und zu musizieren.

Auch als sie mit ihrem dritten Kind schwanger war, sang sie für ihre „Großen". Nach der Geburt war sie überrascht, welche Wirkung ein Gute-Nacht-Lied, das sie jeden Abend zum Einschlafen vorgesungen hatte, auf ihr Neugeborenes ausübte. Es schien das Lied bereits zu kennen und hörte, wenn es unruhig war, sofort auf zu weinen. Diese eindrückliche Erfahrung veranlasste sie dazu, sich dem Thema „Musik in der Schwangerschaft" näher zu widmen und auch eigene Lieder für die Zeit der Schwangerschaft zu schreiben.

**Ebenfalls bei Schott Music erschienen:** Carla Häfner und Eymard Toledo: *Es tanzt ein kleiner Pinguin – Fingerspiele, Streichel- und Bewegungslieder für Babys*

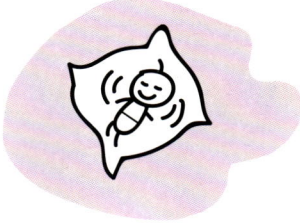

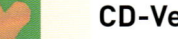

# CD-Verzeichnis

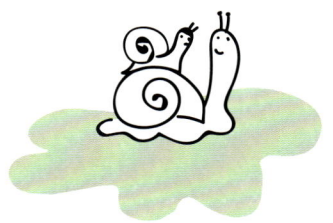

## Quellenangaben zur CD

**Track 1–18 sowie 26–39 (Lieder):**
Gesang: Franziska Forster; Keyboards,
Gitarren, Arrangements: Thomas Lotz
**Track 19–20 (Atemübung, Fantasiereise):**
Sprecherin: Marina Braun
**Track 1–20 sowie 26–39:**
© und ℗ 2016 Schott Music & Media GmbH, Mainz

**Track 21:** G. Fauré: Pavane op. 50
Slovak Radio Symphony Orchestra, Keith Clark
**Track 22:** C. Saint-Saëns: *Der Schwan*
(aus: *Karneval der Tiere*)
Slovak Radio Symphony Orchestra,
Ondrej Lénard
**Track 23:** F. Chopin: Nocturne Es-Dur,
op. 9, Nr. 2
Klavier: Idel Biret
**Track 24:** J.S. Bach: Air
(aus Suite Nr. 3 D-Dur, BWV 1068)
Kölner Kammerorchester, Helmut Müller-Brühl
**Track 21 – 24:**
© mit freundlicher Genehmigung von Naxos
Deutschland www.naxos.de

**Track 25:** Irische Volksweise: *Greensleeves*
Harfe: Silke Aichhorn
© mit freundlicher Genehmigung von www.
SilkeAichhorn.de

Mix und Mastering: Jasper Diederich

## Fotonachweis

Cover: iStockphoto.com/GlobalStock
S. Innentitel, 11, 29, 55, 63:
iStockphoto.com/inarik
S. 6: iStockphoto.com/South_agency
S. 8: iStockphoto.com/Halfpoint
S. 9: iStockphoto.com/g-stockstudio
S. 13: iStockphoto.com/Xesai
S. 15: iStockphoto.com/Jani Bryson
S. 18: www.shutterstock.com/
www.BillionPhotos.com
S. 20: iStockphoto.com/Ryan Kelly
S. 21: www.fotosearch.de/csp_halfpoint
S. 23: iStockphoto.com/photosphobos
S. 24: imago/Westend61
S. 26: azgekwww.fotosearch.de
S. 32: iStockphoto.com/edcorbo
S. 33: iStockphoto.com/Vesna Andjic
S. 35: sborisov/www.fotosearch.de
S. 36: iStockphoto.com/DragonImages
S. 43: Miramiska/www.fotosearch.de
S. 56: iStockphoto.com/wundervisuals
S. 60: iStockphoto.com/Lise Gagne
S. 64: iStockphoto.com/lucop
S. 70 und 71: Atelier Schlieper, Senden
S. 73: iStockphoto.com/morrowlight
S. 75: iStockphoto.com/Rike
S. 77: iStockphoto.com/YouraPechkin
S. 79: iStockphoto.com/gianliguori
S. 80: iStockphoto.com/olesiabilkei
S. 81: iStockphoto.com/svetikd
S. 82: dolgachov www.fotosearch.de
S. 84: iStockphoto.com/didesign021

## Alphabetisches Register
## der Lieder und Verse

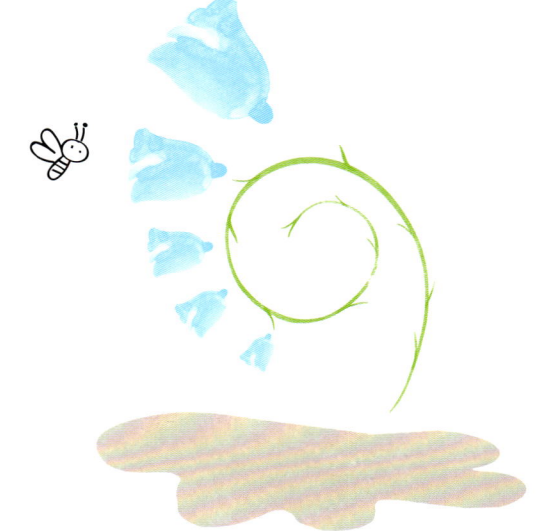

## Impressum

Bestellnummer: ED 22514
ISMN: 979-0-001-16036-0
ISBN: 978-3-7957-0970-9

Umschlag, Layout, Satz,
Illustration: Maren Blaschke
Notensatz: Leonid Peleshev
Redaktion: Monika Heinrich

www.schott-music.com
© 2016 SCHOTT MUSIC GmbH & Co. KG, Mainz
Printed in Germany · BSS 57509